全国高等院校数字化课程规划教材

供中高职医学类相关专业使用

医学生物学

（第三版）

主　编　赵　斌　王　懿

副主编　王敏杰

编　者　（按姓氏汉语拼音排序）

樊丛令（贵阳护理职业学院）

毛伟国（鄂尔多斯应用技术学院）

萨如娜（鄂尔多斯应用技术学院）

王　懿（酒泉卫生学校）

王　玥（唐山职业技术学院）

王敏杰（廊坊卫生职业学院）

谢玲林（四川护理职业学院）

赵　斌（四川护理职业学院）

周玉金（南阳医学高等专科学校）

科学出版社

北　京

内 容 简 介

本教材在《生物学（第二版）》的基础上进行了部分调整，并增加了遗传的基本规律和遗传病的常见遗传方式。其主要内容包括绪论、生命的物质基础、生命的细胞基础、生命的延续、生命的起源与进化、遗传的基本规律、遗传病的常见遗传方式、生命与环境、生物技术在医学领域的应用和实训。本教材是全国各卫生类高职院校和中等卫生职业学校广大一线教师共同参与编写的。在编写过程中力求贯彻科学性、政治性、适用性和创新性原则，对基础知识的内容安排遵循"必需""够用"的原则，并结合实际设计了"链接""案例"和"考点"，制作有配套的课件。

本教材可供中高职医学类相关专业使用，也可作教师参考书使用。

图书在版编目 (CIP) 数据

医学生物学/赵斌，王懿主编. —3 版. —北京：科学出版社，2017.6
全国高等院校数字化课程规划教材
ISBN 978-7-03-053257-2

Ⅰ. 医… Ⅱ. ①赵… ②王… Ⅲ. 医学 – 生物学 – 高等职业教育 – 教材
Ⅳ. R318

中国版本图书馆 CIP 数据核字（2017）第 126944 号

责任编辑：张　茵 / 责任校对：张凤琴
责任印制：赵　博 / 封面设计：张佩战

科 学 出 版 社 出版
北京东黄城根北街 16 号
邮政编码：100717
http://www.sciencep.com
天津文林印务有限公司 印刷
科学出版社发行　各地新华书店经销
*
2004 年 7 月第　一　版　开本：787×1092　1/16
2017 年 6 月第　三　版　印张：9 1/4
2022 年 5 月第三十四次印刷　字数：219 336
定价：**28.00 元**
（如有印装质量问题，我社负责调换）

前　言

职业院校所培养的学生是市场所需要的技能型、应用型和实用型专业人才，"十三五"期间是职业教育发展的最佳时机，在职业教育领域开展教育教学改革和教育教学模式改革，加快推动职业教育的发展，是职业教育教师应尽的职责。本教材是科学出版社推动数字化课程教材改革的产品，在教学过程中，教师和学生可以通过手机进行教学和学习，极大地促进学生学习的积极性，更加适合时代发展，更加贴近学生生活实际，增强师生的互动。

本教材在《生物学（第二版）》的基础上再版并更名为《医学生物学》，名称的变化更符合卫生类相关专业的特性，同时对章节的内容、排版的格式进行了部分调整，在原来的基础上增加了遗传的基本规律和遗传病的常见遗传方式，结合职业教育的特点及全国不同院校多年的教育教学经验编写而成。

本教材可供卫生类三年制高职、五年制高职及中等职业学校各专业使用，同时也可以作为选修课教材和供教师作参考书使用。本教材的主要内容包括绪论、生命的物质基础、生命的细胞基础、生命的延续、生命的起源与进化、遗传的基本规律、遗传病的常见遗传方式、生命与环境、生物技术在医学领域的应用和实训。在教学过程中教师可依据学生和学校自身的具体实际情况调整教学章节的先后顺序。为了激发学生学习兴趣，本教材结合具体内容设计了"链接""案例"和"考点"，教师可依据学生的具体情况和教学的总体安排合理选择使用。

本教材是科学出版社全国高等院校数字化课程规划教材，所有编者在编写过程中均依据在教学过程中积累的教学经验完成编写，并力求贯彻科学性、政治性、适用性和创新性原则，对基础知识的内容安排遵循"必需""够用"的原则。本教材具有图文并茂、新颖、实用、易学、易懂的特点，对重点、难点提供了数字化资源，并制作了配套的课件，教师在教学过程中可以选择性使用。

为检测学生的学习情况和了解教学情况，在每章的后面还列出了必要的目标检测。书后附有本课程的教学标准及学时分配建议，教师可根据各学校及不同层次、不同专业的学生灵活安排教学，建议学时数为 36 学时。

本教材的第 1 章和 4 个实训由赵斌编写与审稿；第 2 章由王敏杰编写与审稿；第 3 章由樊丛令和赵斌编写与审稿；第 4 章由萨如娜编写与审稿；第 5 章由毛伟国编写与审稿；第 6 章由王玥编写与审稿；第 7 章由周玉金编写与审稿；第 8 章由王懿编写与审稿；第 9 章由谢玲林编写与审稿。最后的定稿审查由赵斌、王懿和王敏杰负责,统稿由谢玲林完成。

教材在编写过程中得到了鄂尔多斯应用技术学院、酒泉卫生学校、贵阳护理职业学院、南阳医学高等专科学校、唐山职业技术学院、廊坊卫生职业学院及四川护理职业学院的大力支持,在此表示真诚的感谢!

因编者水平有限,教材难免有不妥之处,敬请师生批评指正。

编　者

2017 年 4 月

目录

CONTENTS

第1章 绪 论

在自然界，从肉眼看不见的病毒（virus）到庞大的鲸鱼（whale）都是有生命的生物，表现出不同的生命现象，这一点不同于土壤、岩石、河流。因此，活着的生物是有生命的，与非生物有着本质的区别。

考点：生物学的发展历程

一 生物学的形成与发展

自人类诞生以来，人类祖先对自然界的认识，首先是对那些作为食物和人类天敌的生物的认识，其次是在生存竞争中不断积累与生存密切相关的植物栽培、动物养殖等经验。例如，在公元前221年，我国人民已经懂得如何制酱、酿酒、做豆腐；在公元前3000年，人类开始驯养猪；在春秋战国时期《诗经》一书中共收录药用植物和动物达200余种；明朝末年，李时珍的《本草纲目》就1892种动物和植物的天然物质成分分类，进行了详细的形态描述及药性探讨，为人类留下了宝贵的医学财富。

（一）19世纪以前生命科学的概况

在生命科学的早期研究中，出现了实验生物学（experimental biology）的萌芽。1628年，英国生物学家哈维（J. A. Harvey）发现了血液循环；1665年，英国物理学家胡克（R. Hooke）应用显微镜观察到细菌；英国化学家普里斯特列（J. Priestley）和荷兰医生英格豪斯（J. Inger Housz）等研究了植物与阳光、空气和水分的关系，对植物的营养转化过程做了科学的概括。这些研究工作和新的发现对于后来的实验生物学的发展起到了良好的作用。19世纪以前，对生命科学的研究，基本上处于对生物外形及内部结构的观察、描述、解剖和分析的阶段。18世纪瑞典学者林奈（C. Linnaeus）创立的二名法和分类阶梯，把动植物纳入一个统一的分类系统，从而结束了分类学中的混乱状态，奠定了分类学基础。

综上所述，到18世纪末，生命科学的发展大体上是由对生命现象的描述发展到以实验观察为依据对生命现象进行分析和推理，从而逐步建立起比较严密的生命科学体系。

（二）19世纪生命科学的蓬勃发展

19世纪资本主义处于上升阶段，也是生命科学发展的重要转折点。德国学者施莱登（M. J. Schleiden）和施万（T. Schwann）建立了细胞学说（cell theory）。达尔文（C. Darwin）提出了进化理论，并于1859年11月出版了《物种起源》一书，将生命科学提高到一个新的发展阶段。19世纪60年代，奥地利学者孟德尔（G. Mendel）应用豌豆进行杂交实验，揭示了遗传的基本规律，奠定了现代遗传学的基础。

19世纪对生命科学的研究，从观察描述阶段，进入对积累的大量材料进行综合分析，并提出理论概括的时期，推动了生物科学的发展。

（三）20世纪生命科学的崭新面貌

20世纪以来，生物化学、生物物理学等分支学科的陆续建立，使一些新方法引进到生物学的研究领域，又形成了细胞生物学、分子生物学、量子生物学等新分支学科。1944年，美国科学家艾弗里（O. Avery）等用细菌作实验材料，第一次证明了DNA是遗传物质，使所谓"蛋白质在遗传过程中起主导作用"的观念得到了纠正，从而推动了对DNA分子结构的研究。1953年，美国生物化学家沃森（J. Watson）和英国物理学家克里克（F. Crick）共同建立了DNA双螺旋结构的分子模型，这是20世纪以来生物科学中最伟大的成就之一。1958年，克里克又提出了遗传信息传递的中心法则。1965年，中国科学院生物化学研究所和北京大学的科研人员在世界上首次合成了具有生物活性的，由两个亚基51个氨基酸残基构成的牛胰岛素。

1986年，美国诺贝尔奖获得者杜尔贝科（R. Dulbecco）首先提出了对人类基因组进行全长测序的主张，即人类基因组计划（human genome project，HGP）。HGP被誉为20世纪科学史上的三个里程碑之一。1990年美国政府批准该计划，计划用15年的时间，耗资30亿美元，测定人类基因组约30亿个碱基对的序列，进而破译其中全部基因的遗传信息。后来，英国、日本、法国、德国、中国五国的科学家加入了该计划。2000年6月，人类基因组框架测序基本完成，提前完成了人类基因组的测序工作。该计划的实现，对深入研究人类本身乃至推动整个生命科学的发展具有极其重要的意义。

1997年2月，英国科学家韦尔穆特（D. Wilmut）博士宣布成功地从乳腺细胞的细胞核克隆出名为多莉（Dolly）的绵羊，后来克隆牛、克隆鼠等相继诞生，这标志着人类无性繁殖哺乳动物的技术已日渐成熟。

生命科学的研究涉及不同的层次和较多的领域，许多问题有待进一步探索，生命科学将跨入蓬勃发展的鼎盛时期。21世纪将是生命科学的世纪，生命科学将是自然科学的带头学科。同时，生命科学的飞速发展必将对人类、工业、农业和医学等的发展起到巨大的推动作用。

考点：生物学的概念

 生命科学的概念与内容

生物学（biology）是研究自然界各种生命现象的发生、发展规律，并运用这些规律改造自然界，为人类服务的一门科学。简单地讲，生物学就是研究生命的科学。因此，生物学又称为生命科学。生命科学是一个微观与宏观相互联系的、基础与应用相结合的大科学领域，他不仅研究单个生物体及其生命活动的过程，还研究众多生物体间的相互关系和联系、生物体与环境的相互关系与相互作用，并且还研究生物技术及其对社会、经济发展的重大作用等。

随着科学技术的日新月异，生物学的内涵在不断地扩大，分支学科也越来越多。例如，从细胞水平上研究的细胞生物学（cell biology）；从多细胞或器官、系统水平上研究的解剖学（anatomy）、生理学（physiology）和组织学（histology）；从个体发生和发育水平上研究的发育生物学（develomental biology）；从分子和基因水平上研究的分子生物学（molecular）、生物化学（biochemistry）；从群体水平上研究的群体遗传学（population genetics）、人种学

（ethnology）和人类学（anthropology）；从生物种群系统水平上研究的生物系统学（systematic）和进化生物学（evolutionary biology）；从生物与环境水平上研究的生态学（ecology）；生物学与其他学科相结合的生物物理学（biophysics）和生物数学（biomathematics），以及在计算机科学、网络技术、生物分析技术的相互作用和渗透下，诞生的一门崭新的生物信息学（bioinformatics）等。生物学所产生的众多分支学科涉及生命的起源和进化、各类生物的结构和功能、生命的本质和生命活动规律、生命与环境的相互关系等领域，生物学的应用也已涉及农业、工业和医药卫生方面。

总之，生命科学的研究需要微观与宏观的结合，实验与理论的结合，生命科学与数学、物理学、计算机等的结合，同时生命科学的发展与科学技术的发展密切相关。

考点：生命活动的基本特征

三 生命活动的基本特征

生物界是极其复杂的，它包含形形色色的生物，不同生物的形态结构和生理功能及表现的生活习性各不相同，生命的表现形式千差万别，但所有活着的生命都具有共同的特征。

（一）新陈代谢——高度一致的生命运动形式

新陈代谢（metabolism）是指生命体与外界环境之间进行物质和能量的交换，以及生命体内物质和能量的转变过程。生命体从外界吸取营养物质，经过消化和吸收，将其转变为自身的物质，并储存能量，这一过程称为同化作用；同时，生命体不断地分解自身物质和释放能量，并将代谢产物排出体外，这一过程被称为异化作用。同化作用和异化作用是新陈代谢的两个方面，既对立又统一。任何生命体都存在新陈代谢，新陈代谢失调就会出现疾病，新陈代谢一旦停止，生命就随之终结。

（二）生长与发育——生物体由量变到质变的表现形式

生命体在新陈代谢的过程中，由于同化作用大于异化作用，表现出重量和体积的增加，即生物的生长（growth）。生物体在个体生长过程中，其结构和功能发生一系列质的变化，称为发育（development）。

> **链接**
>
> **人体生物钟**
>
> 科学家研究表明，人体内也存在着生物钟，每个人从诞生之日起直到生命终结，身体的生物功能及变化，都受到生物钟的控制。人体的数十种生理活动变化，如体温、基础代谢、白细胞、血糖、血压的变化，以及各个器官的功能活动，均有一定的规律性，人体的一切生理活动都有一定时序。如果要保持良好的生理及心理状态，就应听从生物钟的安排，而美容保健与保持良好的生理及心理状态密切相关。
>
> 夜间12点至次日凌晨2点，专家将这段时间定义为"美容睡眠期"。皮肤也依循生物钟的节律而变化，当人们处于夜间睡眠时，皮肤的新陈代谢处于高峰期，细胞的生长代谢功能（包括营养吸收、呼吸及排泄）十分旺盛。如果人在此期间能进入深睡眠，全身放松，皮肤毛孔张开，这样比较容易接受护肤品的滋润。

（三）繁殖——生命无限延续的根本途径

生命体生长发育到一定的程度，能以一定的方式产生后代的现象称为繁殖（reproduction）。

生命体的个体发育均以死亡而告终，通过繁殖保证了生物物种的延续，并为生物界的进一步发展提供了可能。

（四）遗传与变异——决定和影响生命现象的中枢

生命体通过繁殖产生与自身相似的新个体的现象称为遗传（heredity）。同时，生命体所产生的后代与亲代，以及后代的不同个体之间存在差异的现象称为变异（variation）。

（五）进化——生命活动的全部历史

生命体常以群体的形式生活在一定的环境中，并与环境密切相关，生物群体通过这种联系而变化和发展，称为进化（evolution）。现存的生物类型都是从原始的生物类型进化而来的。

（六）生命与环境的统一——生命自然界的基本法则

生命体是自然界的产物，与环境密不可分，离开环境生命体无法生存，任何生物与它生活的环境紧密联系，构成一个统一的整体。

（七）适应性与应激性——生命对环境的反应

生命体不仅具有对刺激的反应，也具有适应能力。适应性是指生物的形态结构和生理功能与环境相适应的现象。应激性（irritability）是指生命体对刺激产生反应的特性。外界环境中的光线、温度、声音、化学物质、机械刺激和地心引力等的改变，均可形成刺激。虽然所有的生物都有适应性和应激性，但在表现形式上，却随着生物的进化程度和生活方式的不同而有所区别。单细胞生物常以趋性回应光、温度或化学物质的刺激。高等动物由于有了神经系统和分化程度不同的感受器和效应器，因而反应方式复杂而完善，形成了有规律的反射活动。生物的应激性和适应性使得生物与环境协调发展，不同生物具有什么样的应激性和适应性是由遗传性所决定的。应激性在生命体对环境的适应性上具有重要意义。

四 医学的生物学属性

生物学是医学教育的一门基础课，生物学是研究生命的科学，广义来说，医学是研究人类生命的科学，因而医学也属于生命科学的范畴。医学是研究人的健康维护、疾病预防和治疗的科学。现今的医学模式已由生物医学模式转变为生物-社会-心理医学模式，强调了环境因素的影响，包括自然环境和社会环境对人的健康、疾病和寿命的影响，人具有生命，所以医学保持生物学属性。在生物分类学中，人属灵长类的 *Homo* 属，生物学名为智人或晚期智人。将生物学原理应用到医学研究和实践中去，是生物医学概念的核心，其中包括自然和社会环境因素对人的遗传结构和功能的影响，从而作用于人的生命各个阶段的研究。现代生物学中的细胞学和遗传学的基本理论和基本知识，已渗透到基础医学和临床医学的各个分科中，推动了医学的发展。例如，了解生物膜的结构和功能，对于掌握膜抗原、膜受体等是必需的甚至对于认识癌变机制也是有价值的。了解细胞增殖周期的理论和知识，对于解决临床医学面临的一些问题，特别对于肿瘤的防治有极其重要的实践意义。通过对人体细胞染色体的检查，不仅可以据此作为人类染色体病的准确诊断，而且可以用于产前诊断，作为计划生育、优生的一种可靠的检查技术。而人类的遗传也符合生物界遗传的普遍规律。

人体生物学（human biology）是与医学紧密相关的生物学分支，着重探讨人作为一类生物或生命体，与其他生命体的异同，内容涉及人的生命过程中7个阶段的生物学问题，即个体发育、出生、儿童期、青春期、成人期、老年和死亡。由此看来，人体生物学构成了生物医学最重要的基础。生物医学从量子、分子水平，到细胞、组织、器官、系统、人体，再到群体、环境甚至宇宙水平，不断地阐明人体不同层次特别是微细层次的结构、功能及其相互关系，日益广泛地研究了从个体发生直至死亡的生理和病理过程及其物质基础和自然、社会、心理学因素的影响，日益深入地揭示疾病发生、发展、转归机制及干预措施等，从而更好地满足人类生存、发展的需要。分子生物学的成就，阐明了某些疾病的分子机制，这就为某些分子病的防治提供了可能。

在临床实践中，许多用于预防和治疗的有效药物都来源于动物或植物；一些流行病、传染病的病原体也是一些生物；在医学实验研究中，需要用实验动物进行实验，作为间接了解人类与医学的一些原则方法，然后再应用于人体。

目前可运用基因（gene）大规模生产胰岛素、生长激素、干扰素等过去人工难以合成的生物制剂，从而推动了医学的蓬勃发展。激素、神经递质受体及神经生物学的研究，将使我们了解细胞是如何以各种信号协调动作并接受控制的。生态科学的研究成果，将对解决资源枯竭、环境污染和人口爆炸等重要问题，起到良好的推动作用。这些研究成果对医药事业的发展将发挥越来越大的作用。

小结

生物学是研究生命的科学，医学生物学则是研究与医学有关的生物学问题的科学。生命科学的发展，经历了从现象到本质、从定性到定量的发展过程。不同的生命体具有不同的表现形式，但所有生命体都具有共同的生命特征。生物学与医学的关系密切，将生物学原理应用到医学研究和实践中去，是医学生物学概念的核心，因此医学具有生物学属性。

目标检测

一、选择题（以下每一道题下面有A、B、C、D、E五个备选答案，请从中选择一个最佳答案）

1. 生物体与外界环境进行物质和能量的交换，以及生物体内物质和能量的转变过程，称为（　　）

　A. 新陈代谢　　　　B. 异化作用

　C. 生长与发育　　　D. 繁殖

　E. 同化作用

2. 生物体通过繁殖产生与自身相似的新个体的现象称为（　　）

　A. 繁殖　　　　　　B. 遗传

　C. 变异　　　　　　D. 进化

　E. 生长

3. 任何生物体在自然界的生存都离不开自身的生活环境，这是指生物所具有的哪种生命特征（　　）

　A. 进化　　　　B. 生命与环境的统一

　C. 繁殖　　　　D. 应激性

　E. 生长与发育

4. 含羞草是一种植物，当受人触摸时叶片会发生闭合，这是生命的哪种特征（　　）

　A. 发育　　　B. 遗传　　　C. 应激性

　D. 变异　　　E. 异化作用

5. 当一个人从黑暗的环境到明亮的环境时，需要有一个短暂的时间才能够看清物体，这是生物的何种特征（　　）

　A. 遗传　　　B. 发育　　　C. 应激性

　D. 适应性　　E. 异化作用

二、简答题

1. 举例说明为什么医学离不开生物学？

2. 生命体具有哪些共同的特征？

（赵　斌）

第2章 生命的物质基础

　　地球生物形态五彩斑斓、结构丰富多彩，但组成物质的化学元素基本相似。大量元素是指含量占生物体总质量0.01%以上的元素，如C、H、O、N、P、S、K、Ca、Mg等，其中，C、H、O、N四种元素约占生物体总质量90%以上，是生物体形态结构的主要组成物质。微量元素是指含量占生物体总质量0.01%以下的元素，如Fe、Cu、Zn、Mn等，微量元素含量虽少，但对维持细胞生命代谢活动具有重要调节作用。化学基本元素以无机或有机化合物形式存在于生物体内。无机化合物包括水和无机盐；有机化合物包括蛋白质、核酸、糖类、脂类等。生物大分子是指分子量巨大、结构功能复杂的蛋白质和核酸；生物小分子是指分子量小、结构功能相对简单的水、无机盐、糖类、脂类等。

第1节　生物小分子

　水

　　在生命活动中，水是生命起源及生物体组成中含量最多、最基本的物质。

　　不同生物类型的水含量不同，如植物体中水含量约占体重70%；动物体中水含量约占体重80%；水生动植物水含量更多，可占体重90%以上。同一生物不同组织器官的水含量也不相同，如人体骨骼中含水量约22%，肌肉中含水量约76%，脑中含水量约86%，眼球晶状体中含水量可达99%。通常情况下人体随着年龄增长水含量逐渐减少，如4个月胎儿水含量约占体重90%，新生儿水含量约占体重80%，成人水含量约占体重70%。水在细胞中以游离、结合的形式存在，游离水约占95%；结合水占4%～5%，通过氢键或其他化学键与蛋白质结合。在生物体新陈代谢过程中，游离水和结合水可相互转变。

　　水的生理功能包括运输物质、调节温度、润滑作用、促进和参与物质代谢、维持组织的形态与功能等。

　无机盐

　　无机盐须通过食物或水来供给，含量较少，占细胞干重的2%～5%，体内含量须保持在正常值范围，超出正常范围或不足都可引起相应的代谢性生理障碍。

无机盐在细胞中以阳（阴）离子形式存在。阳离子主要有 Na^+、K^+、Ca^{2+}、Mg^{2+}、Fe^{3+}、Fe^{2+} 等，阴离子主要有 Cl^-、HCO_3^-、CO_3^{2-}、HPO_4^{2-}、PO_4^{3-} 等。少数无机盐以非解离形式存在，如血红蛋白中 Fe 离子，骨组织中的 $CaCO_3$ 等。

无机盐的生理功能：①构成人体组织的重要材料，如 Ca、Mg、P 元素是骨骼和牙齿的重要成分。②维持体液的渗透压，Na^+、Cl^-、HCO_3^- 是维持细胞外液渗透压的主要离子；K^+、Mg^{2+}、HPO_4^{2-} 是维持细胞内液渗透压的主要离子。③维持体液的酸碱平衡，保证内环境的稳定。④维持神经肌肉的兴奋性。⑤参与体内某些酶和激素的构成等。

三 糖类

糖类是组成人体的重要有机化合物，由 C、H、O 三种元素组成，可分为单糖、双糖和多糖等。单糖包括葡萄糖、果糖、核糖和脱氧核糖等，葡萄糖是血糖主要成分，核糖和脱氧核糖是核酸重要成分。双糖由两分子单糖脱去一分子水缩合而成。双糖包括蔗糖、乳糖和麦芽糖等。多糖由多个单糖分子脱去多分子水形成。植物细胞中重要的多糖是淀粉和纤维素，人和动物细胞中最重要的多糖是糖原，糖原主要储存于肝细胞和肌细胞中。

糖类的生理功能：①糖类是生物体能量的主要来源，人体每天所需能量的 50%~70% 由糖类氧化供给；②糖类是生命体重要的碳源，是构成细胞和组织的重要结构成分；③糖类参与免疫应答、细胞识别、信息传递、血液凝固、营养物质运输等重要生理生化调节过程。

四 脂类

脂类由 C、H、O 三种元素组成，是脂肪、类脂的总称，是人体细胞组织构成的重要有机化合物。脂类通常不溶于水，易溶于有机溶剂。类脂包括磷脂、糖脂、胆固醇和胆固醇酯。

脂肪的生理功能：①储能与供能。脂肪作为能源物质，氧化时释放的能量是糖、蛋白质的两倍。②脂肪是必需脂肪酸的重要来源，可保持体温、促进脂溶性维生素吸收、保护组织器官。③类脂是生物膜重要组成成分，维持生物膜正常结构功能。④类脂作为第二信使参与代谢调节。⑤类脂中的胆固醇可转变为胆汁酸、类固醇激素和维生素 D_3 等重要生物活性物质。

第2节 蛋 白 质

● 案例2-1

宫某，65岁，农民。身体消瘦，刚做完胃部手术，不能进食。医生在肠外营养（静脉途径输注各种营养素）补充方案里，加入了氨基酸溶液。

请思考：该患者营养补充方案里为什么加入氨基酸溶液？

蛋白质是维持生命活动的重要生物大分子，种类繁多、结构复杂。分子量从几千到几百万，约占细胞干重的50%。蛋白质在生物体不同部位分布不均匀，如人体肌肉组织中和内脏器官中蛋白质含量较多，而骨骼、牙齿和脂肪组织中蛋白质含量较少。

考点：蛋白质的基本组成单位；氨基酸结构通式

蛋白质的组成

蛋白质由 C、H、O、N 和 S 等元素组成，少数蛋白质含 P、Fe、Zn、Mn、Cu 元素等，生物大分子蛋白质彻底水解的产物是氨基酸。

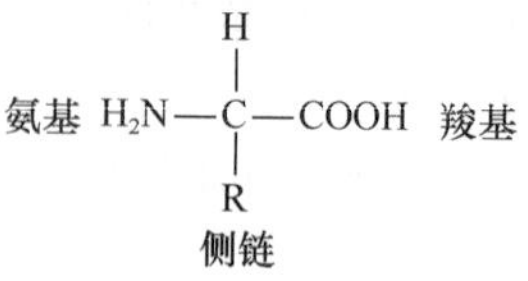

氨基 H₂N—C—COOH 羧基 中间 C 上连 H 和 R（侧链）

图 2-1 氨基酸结构通式

氨基酸是蛋白质的基本单位。自然界的氨基酸有 300 余种，组成人体蛋白质的氨基酸有 20 种，在结构上具有共同特点：每种氨基酸第一个碳原子（称为 α-碳原子）都连有一个羧基（—COOH）、一个氨基（—NH₂）、一个氢原子（—H）和一条侧链（—R），结构通式如图 2-1 所示。

不同氨基酸分子具不同侧链，根据侧链酸碱性质不同，可将氨基酸分为酸性、中性、碱性三类。

考点：肽；肽键；蛋白质的结构

 蛋白质的结构

组成蛋白质的氨基酸，通过肽键依次相连形成肽，肽链集团之间相互作用形成复杂多样的蛋白质分子。

（一）肽键和肽

肽键是指一个氨基酸分子 α-羧基和另一个氨基酸分子 α-氨基脱去一分子水而形成的化学键。肽是指由氨基酸通过肽键连接而成的化合物（图 2-2）。

二肽指由两个氨基酸分子缩合形成的化合物。二肽的 α-羧基再与另一个氨基酸分子 α-氨基缩合成三肽。依此类推，多个氨基酸通过肽键组成的肽为多肽，多肽呈现出线性的链状结构，又称为多肽链。

多肽链中氨基酸因相互结合时脱水缩合，已不再是完整氨基酸分子，因此被称为氨基酸残基。一条多肽链有两个末端，有游离氨基的一端称为氨基末端或 N 端，习惯上写在左边；有游离羧基的一端称为羧基末端或 C 端，习惯上写在右边。由肽键连接氨基酸残基形成的长链骨架结构称为多肽主链，连接 α-碳原子上的 R 侧链称为多肽侧链。

组成人体蛋白质的 20 种氨基酸，在组成蛋白质时，因氨基酸种类、数量、比例和排序的差异，可构成种类多样的蛋白质分子。蛋白质分子的多样性，是生物种类繁多和生命现象复杂的物质基础。

（二）蛋白质的分子结构

蛋白质分子结构可分为一级结构和空间结构，空间结构根据复杂程度又分为二、三、四级结构。

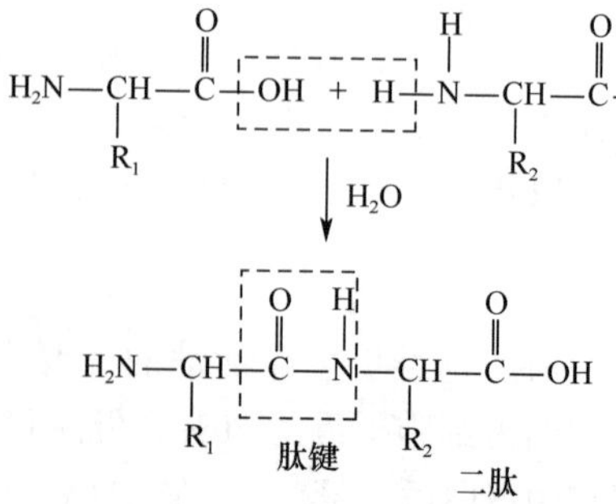

蛋白质一级结构是指多肽链中氨基酸的种类、数目、比例和排序。一级结构由基因遗传信息决定，不同蛋白质具有不同的一级结构。一级结构是蛋白质空间结构的基础，但并不是决定空间结构与功能的唯一因素。

维持蛋白质一级结构的化学键是肽键（主键）。有些还含少量二硫键。例如，人胰岛素一级结构（图 2-3）由 51 个氨基酸残基组成，分两条链，A 链

图 2-2 肽键的形成过程

有21个氨基酸残基，B链有30个氨基酸残基。其具有3个二硫键（S—S），A、B两条链之间通过2个二硫键连接在一起，A链有1个链内二硫键。

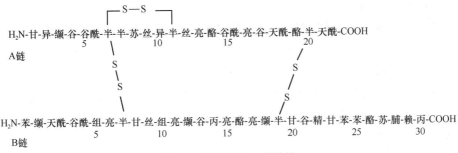

图2-3 胰岛素的一级结构

蛋白质二级结构是指在蛋白质一级结构的基础上，多肽链本身沿长轴方向进行折叠或盘曲而形成有规律的、重复出现的空间结构，不涉及侧链原子的空间排列。蛋白质二级结构的主要形式有α-螺旋、β-折叠、β-转角、无规卷曲等。维持蛋白质二级结构的化学键主要是氢键。

蛋白质三级结构是指蛋白质在二级结构的基础上，多肽链由于各侧链基团间的相互作用，进行再度的盘曲和折叠所形成的空间结构，通常表现为球状结构。由一条多肽链构成的蛋白质只有形成三级结构时才具有生物学活性，如肌红蛋白。维持蛋白质三级结构稳定的次级键包括氢键、盐键、疏水键、范德瓦耳斯力等。

蛋白质四级结构是指由两条或两条以上独立三级结构多肽链聚合形成的复杂结构。亚基是指蛋白质四级结构中具有独立三级结构的多肽链。单个独立亚基无生物学活性，只有多个亚基结合形成四级结构后才具有蛋白质生物学活性。

维持蛋白质空间结构的作用力易受某些物理或化学因素的影响而发生变化，当蛋白质空间结构发生变化时，其生物学功能也会改变或丧失。

考点：蛋白质的类型；蛋白质的功能

三 蛋白质的类型

（一）按组成分类

按组成分类，蛋白质分为单纯蛋白质和结合蛋白质两大类。单纯蛋白质仅由氨基酸组成；结合蛋白质分蛋白部分和非蛋白部分，非蛋白部分称为辅基。结合蛋白质可按辅基的不同分为糖蛋白、脂蛋白、核蛋白等。

（二）按分子形状分类

按分子形状分类，蛋白质分为球状蛋白质和纤维状蛋白质两大类。

（三）按功能分类

按功能分类，蛋白质分为活性蛋白质和非活性蛋白质。

四 蛋白质的功能

蛋白质在生物体生命代谢过程中具有非常重要的作用。

（一）结构和支持作用

无论是细胞膜、细胞质还是细胞核，蛋白质都作为主要成分参与这些结构的构成。

（二）防御作用

人体免疫系统中的抗体能够抵抗外来抗原的侵袭，抗体起着防御保护作用，抗体是免疫球蛋白。

（三）催化作用

生物体每时每刻都在进行着各种各样的生物化学反应，这些生物化学反应大部分是在酶的催化下进行的，酶的化学本质是蛋白质。

（四）氧化供能

蛋白质是体内的重要能源物质，每克蛋白质在体内氧化分解可释放约 17.19kJ 的能量，蛋白质氧化所供给能量约占人体所需能量 18%。

（五）运动功能

肌肉中肌动蛋白与肌球蛋白相互滑动导致肌肉收缩，细胞内的微管蛋白参与细胞的分裂和细胞的多种运动。

（六）调节作用

生物体内有些激素是蛋白质，如胰岛素具有调节血糖的作用。

（七）运输的功能

细胞膜上存在着载体蛋白，运输一些物质进出细胞。血液红细胞中的血红蛋白起着运输氧气的作用。

案例 2-1 分析　宫某，身体消瘦，营养缺乏，手术后不能进食，身体恢复需要大量营养物质。蛋白质有很多重要的功能，如细胞的构成、氧化供能等，所以营养补充一定要有蛋白质成分。对于不能进食的患者，补充氨基酸就相当于为身体补充蛋白质，因为蛋白质的结构单位是氨基酸。正常情况下蛋白质在肠胃中是分解成氨基酸后吸收的。

考点：酶的概念和特性

五　酶

酶是指在活细胞内产生，能在体内和体外起催化作用的蛋白质，也称生物催化剂。生物催化剂可分为酶与核酶两种，核酶是一种核酸。生物体内的化学反应大多数是在生物催化剂催化下进行。

根据酶组成成分不同，可分为单纯酶和结合酶。单纯酶是指仅由蛋白质组成，如淀粉酶、脂肪酶等。结合酶是指由酶蛋白和辅助因子构成，如脱氢酶类。

作为生物催化剂，酶与无机催化剂相比具有以下特性。

1.高度的催化效能　酶的催化效率比一般化学催化剂高 $10^7 \sim 10^{13}$ 倍，仅需少量酶就可起到很强的催化作用，且反应速率很快。

2.高度的专一性　酶的专一性是指酶对底物具有严格的选择性。每一种酶只能催化一种或一类底物，对其他底物无催化作用。例如，淀粉酶只能催化淀粉水解，而不能催化蛋白质水解；麦芽糖酶只能催化麦芽糖水解为葡萄糖，而对其他的糖不起催化作用。

3.高度的不稳定性　酶的化学本质是蛋白质，空间结构易受酸、碱、温度等理化因素影响。

所以，酶催化需在一定条件下才能发挥作用，若条件不适宜，酶的催化效率就会降低甚至失活或变性。

4.酶活性的可调节性 在生物体内，酶原是酶的无活性前体，只有在合适环境条件下被激活后，才能发挥酶的催化作用；酶含量通过酶合成和降解速度来调节。同时，酶的催化能力受底物浓度、产物浓度、激素等调控信息影响，从而调节和改变酶的活性。

第3节 核 酸

● 案例2-2

某男性患者，15岁，非洲人，因"衰弱、头晕、气短，关节和胸腹疼痛"入院。检查心脏有杂音，脉搏增高，黄疸，肝脾大，贫血，许多红细胞长而薄，呈镰刀状。诊断为镰刀形红细胞贫血症。镰刀形红细胞贫血症患者β珠蛋白N端第6位氨基酸由正常的谷氨酸变成了缬氨酸，DNA分子上模板链一个碱基T突变为A，是一种遗传病。

请思考：（1）在人体中，DNA、RNA和蛋白质有什么样的联系？
（2）患者蛋白质结构改变和DNA结构改变有什么关系？
（3）蛋白质一级结构与蛋白质功能有什么关系？

核酸是生物体内重要的遗传物质，地球上所有生物体内都含有核酸分子。

考点：核酸的基本单位；核苷酸的组成；DNA和RNA的区别

一 核酸的组成和结构

核酸由C、H、O、N、P等元素组成，其中，P含量为9% ~ 10%。核酸是由几十个至几千万个单核苷酸聚合而成的复杂化合物。

单核苷酸是核酸的基本单位，由磷酸、戊糖、碱基三部分组成。戊糖包括核糖和脱氧核糖。碱基分为嘌呤碱基和嘧啶碱基，其中，嘌呤碱基包括腺嘌呤（A）、鸟嘌呤（G）；嘧啶碱基包括胞嘧啶（C）、胸腺嘧啶（T）、尿嘧啶（U）。

核苷是指一分子戊糖和一分子碱基结合形成的化合物。单核苷酸由一分子核苷和一分子磷酸结合而成（图2-4）。多个单核苷酸通过3′，5′-磷酸二酯键连接聚合形成多聚核苷酸（链）。核酸是多聚核苷酸链形成的空间立体结构。

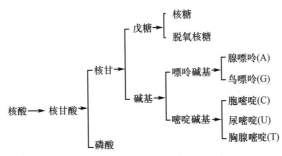

图2-4 核酸的分子组成图

二 核酸的种类

核酸分为核糖核酸（RNA）和脱氧核糖核酸（DNA）两大类。

脱氧核糖核酸分子中的戊糖为脱氧核糖，碱基为 A、G、C、T，组成 DNA 的单核苷酸有四种：腺嘌呤脱氧核苷酸（dAMP）、鸟嘌呤脱氧核苷酸（dGMP）、胞嘧啶脱氧核苷酸（dCMP）、胸腺嘧啶脱氧核苷酸（dTMP）。DNA 分子是由两条脱氧核苷酸链组成的双链。真核细胞中 DNA 主要存在于细胞核内，少量存在于细胞质中。

核糖核酸分子中的戊糖为核糖，碱基为 A、G、C、U，因此组成 RNA 的单核苷酸也是四种：腺嘌呤核苷酸（AMP）、鸟嘌呤核苷酸（GMP）、胞嘧啶核苷酸（CMP）、尿嘧啶核苷酸（UMP）。RNA 分子一般是由一条核苷酸链构成。RNA 在真核细胞中主要存在于细胞质，少量存在于细胞核中（表 2-1）。

表 2-1　DNA 和 RNA 的区别

	戊糖	碱基	核苷酸	结构	分布
DNA	脱氧核糖	A、G、C、T	dAMP、dGMP dCMP、dTMP	双链	细胞核
RNA	核糖	A、G、C、U	AMP、GMP CMP、UMP	单链	细胞质

考点：DNA 双螺旋结构模型的要点

三 DNA 的结构与功能

（一）DNA 的结构

1953 年，沃森和克里克提出 DNA 分子双螺旋结构模型，描述了 DNA 分子空间结构，该模型学说要点如下（图 2-5）。

（1）DNA 分子由两条平行且方向相反的脱氧核苷酸链构成，一条链的方向为 $3' \rightarrow 5'$，另一条链的方向为 $5' \rightarrow 3'$。两条链围绕同一中心轴组成双螺旋结构。

（2）DNA 分子的脱氧核糖和磷酸交替排列，位于双螺旋结构外侧，碱基位于双螺旋结构的内侧。

（3）两条脱氧核苷酸的碱基之间严格遵循碱基互补配对原则，即 A 与 T 之间形成两个氢键（A = T）；C 与 G 之间形成三个氢键（G ≡ C）。DNA 分子两条单链之间的碱基配对形成碱基对（简写符号 bp）。构成 DNA 的碱基对有四种类型：A = T、T = A、G ≡ C、C ≡ G。碱基对数目多少可表示 DNA 大小。

互补链是指构成 DNA 分子的两条单链。根据碱基互补配对原则，知道一条单链的碱基排列顺序，即可推断出另一条单链的碱基排列顺序。如一条单链的某一段碱基排列是 5'-ACT-CAATGGCC-3'，则另一条单链的互补碱基顺序一定是 3'-TGAGTTACCGG-5'。

（4）DNA 分子螺旋方向为右手双螺旋，每螺旋一圈平均包括 10 个碱基对，螺距为 3.4nm，相邻两个碱基对之间距离约 0.34nm，螺旋直径约 2nm。

（5）DNA 空间构象稳定的作用力：横向为氢键，纵向为碱基间的堆积力。

考点：DNA 的功能；半保留复制的概念；转录的概念

（二）DNA 的功能

1. DNA 储存遗传信息　DNA 是遗传信息的储存者。遗传信息是指 DNA 分子中碱基的种类、数目、比例及排序。基因是指具有遗传效应的 DNA 片段，遗传信息通过基因的表达决定生物的性状，从而决定了生物种类的多样性。

DNA 分子的多样性由遗传信息决定。组成 DNA 的碱基虽然仅 4 种，但 DNA 分子量巨大，所含碱基数目众多，碱基排序多种多样，从而决定了 DNA 分子多样性和复杂性。假如 DNA 分子含有 n 个碱基，该段 DNA 分子的碱基排列顺序就有 4^n 种可能，每一种可能代表着一种遗传信息，由此可知，DNA 储存了丰富的遗传信息。

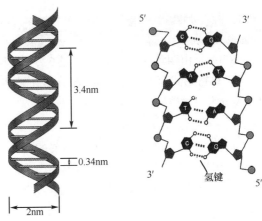

图 2-5　DNA 双螺旋结构模型

2. DNA 复制遗传信息　DNA 分子的复制是指以亲代 DNA 分子为模板，在酶的催化作用下，合成子代 DNA 分子的过程。此过程发生在细胞有丝分裂（减数第一次分裂）间期。

DNA 半保留复制过程：在 ATP 供能和 DNA 解旋酶的催化作用下，DNA 双链中氢键被打开，形成两条单链；分别以解开的单链为模板，在相关酶的催化作用下，利用游离单核苷酸，按碱基互补配对原则，合成互补的子链；随着解旋过程进行，新合成子链不断地延伸；同时每条子链与其对应的亲链互相盘绕成螺旋结构。最终，一个亲代 DNA 分子，复制成两个完全相同的子代 DNA 分子。

新合成子代 DNA 分子中，一条链是原亲代 DNA 分子亲链，另一条链是新合成子链，故称为半保留复制（图 2-6）。通过 DNA 分子的自我复制，可保证细胞分裂时，亲代细胞遗传信息准确而均等地传递给子代细胞，使子代细胞和亲代细胞具有完全相同的遗传信息。

3. DNA 传递遗传信息　DNA 可通过转录合成 RNA，把遗传信息传递给 RNA。转录是指以 DNA 分子中一条链的某一区段为模板，在 RNA 聚合酶作用下，互补合成 RNA 的过程。

转录过程：DNA 双链在酶作用下局部解螺旋；以其中一条链的某一区段为模板，按碱基互补配对原则（RNA 中以 U 代替 T，与 DNA 中 A 配对）；在 RNA 聚合酶作用下，合成一条 RNA 单链；RNA 合成后，DNA 重新恢复成双螺旋结构，转录在细胞核中进行。

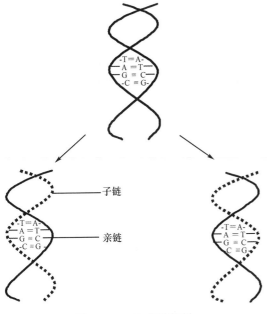

图 2-6　DNA 自我复制

通过转录，将 DNA 分子中储存的遗传信息，转变为 RNA 分子碱基顺序。转录合成的是 RNA 的前体，还需经一系列加工修饰后形成具有各种生物功能的 RNA 分子，新合成的 RNA 通过核孔进入细胞质中。

考点：RNA 的类型和功能；翻译的概念

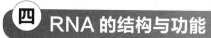

四 RNA 的结构与功能

RNA 是由四种核糖核苷酸通过 3′，5′- 磷酸二酯键连接而成的多核苷酸链。大多 RNA 分子以单链形式存在，个别 RNA 分子在某些区段可形成双螺旋区。根据结构和功能，可将 RNA 分为三种类型。

（一）信使 RNA

信使 RNA（mRNA）分子呈伸展的线形，占细胞内 RNA 总量的 5% ~ 10%。mRNA 的主要作用是把遗传信息从 DNA 传给蛋白质，因此称为信使 RNA。

密码子是指在 mRNA 上每三个相邻的核苷酸（即三个相邻碱基）构成的一个遗传密码。组成 mRNA 中的四种核苷酸可重复随机组合，共有 4^3 种组合形式，构成 64 种密码子，其中，AUG 除了是蛋氨酸（又称甲硫氨酸）的密码子外，还可作为多肽链合成的起始信号（起始密码子），而 UAG、UAA、UGA 则不决定任何氨基酸，是多肽链合成的终止信号（终止密码子），如表 2-2 所示。

表 2-2　遗传密码表

第一位碱基		第 二 位 碱 基				第三位碱基
		U	C	A	G	
U	U	UUU 苯丙氨酸	UCU 丝氨酸	UAU 酪氨酸	UGU 半胱氨酸	U
		UUC 苯丙氨酸	UCC 丝氨酸	UAC 酪氨酸	UGC 半胱氨酸	C
		UUA 亮氨酸	UCA 丝氨酸	UAA 终止密码	UGA 终止密码	A
		UUG 亮氨酸	UCG 丝氨酸	UAG 终止密码	UGG 色氨酸	G
	C	CUU 亮氨酸	CCU 脯氨酸	CAU 组氨酸	CGU 精氨酸	U
		CUC 亮氨酸	CCC 脯氨酸	CAC 组氨酸	CGC 精氨酸	C
		CUA 亮氨酸	CCA 脯氨酸	CAA 谷氨酰胺	CGA 精氨酸	A
		CUG 亮氨酸	CCG 脯氨酸	CAG 谷氨酰胺	CGG 精氨酸	G
	A	AUU 异亮氨酸	ACU 苏氨酸	AAU 天冬酰胺	AGU 丝氨酸	U
		AUC 异亮氨酸	ACC 苏氨酸	AAC 天冬酰胺	AGC 丝氨酸	C
		AUA 异亮氨酸	ACA 苏氨酸	AAA 赖氨酸	AGA 精氨酸	A
		AUG* 甲硫氨酸	ACG 苏氨酸	AAG 赖氨酸	AGG 精氨酸	G
	G	GUU 缬氨酸	GCU 丙氨酸	GAU 天冬氨酸	GGU 甘氨酸	U
		GUC 缬氨酸	GCC 丙氨酸	GAC 天冬氨酸	GGC 甘氨酸	C
		GUA 缬氨酸	GCA 丙氨酸	GAA 谷氨酸	GGA 甘氨酸	A
		GUG 缬氨酸	GCG 丙氨酸	GAG 谷氨酸	GGG 甘氨酸	G

*AUG 起始密码子

遗传密码具有四个特性：①兼并性指不同密码子可决定同一种氨基酸的现象；②方向性指 mRNA 中密码子的排列沿 5′ → 3′ 方向进行；③连续性指两个相邻密码子间无任何特殊符号加以间隔，翻译时必须从某一特定起始点开始，由一个密码子连续下一个密码子"阅读"下去，直到终止密码子为止；④通用性指从病毒、细菌到人类都共用一套遗传密码表，只有细微差别。

（二）转运RNA

转运 RNA（tRNA）由 70 ～ 80 个核苷酸构成，在三种 RNA 中分子量最小。其占细胞内 RNA 总量的 5% ～ 10%。tRNA 二级结构呈"三叶草"形，单链局部碱基配对，形成假双链现象。tRNA 分子柄部 3′ 末端有 CCA 三个碱基，是连接活化氨基酸的位置。与柄部相对应的环是反密码环，在反密码子环的顶部有三个碱基称为反密码子，反密码子能与 mRNA 上密码子互补配对。tRNA 的三级结构是倒"L"形。tRNA 的功能是运载活化氨基酸到核糖体的特定位置。

（三）核糖体RNA

核糖体 RNA（rRNA）含量最多，占细胞内 RNA 总量的 80% ～ 90%，也是分子量最大的 RNA。rRNA 是构成核糖体的主要成分，核糖体是细胞中合成蛋白质的场所。

> **链接**
>
> ### DNA 变性、复性与核酸分子杂交
>
> 凡是破坏氢键的因素，如加热、pH 的改变等，都能导致 DNA 双螺旋结构被破坏，使双链解螺旋成两条单链，这一过程称为 DNA 变性或溶解。加热引起的变性称为热变性。当 DNA 分子发生变性后，适当调整温度或 pH，分开的两条互补链又可通过碱基配对重新形成双螺旋结构，这一过程称为复性或退火。不同来源的 DNA 单链或 DNA 单链与 RNA，通过变性和复性，可以形成杂交分子。用一个已知序列的单链核酸（探针）为标记，通过分子杂交，可检出的另一个来源的核酸中是否含有可形成碱基互补配对的核酸片段。这一技术在生物学和医学领域广泛运用。

（四）遗传信息的翻译

翻译是指以 mRNA 为模板合成具有一定氨基酸顺序的蛋白质的过程。

翻译过程：成熟 mRNA 在细胞质中与核糖体结合；tRNA 携带相应氨基酸，通过反密码子与 mRNA 上的密码子碱基互补配对；mRNA 从 5′→3′ 每移动一个密码子位置，tRNA 就将相应的氨基酸运载到核糖体上；以 mRNA 为模板，把多个氨基酸通过肽键连接起来，肽链不断延长；直到读取到 mRNA 的终止密码子，肽链合成结束，肽链合成后即从核糖体与 mRNA 复合物上脱离，经过一系列加工修饰，最终形成具有特定空间结构和功能的蛋白质。

DNA 分子中遗传信息通过自我复制传给子代 DNA；经转录过程将遗传信息传递给 mRNA，mRNA 将转录而来的遗传信息通过翻译，再传递给蛋白质。

中心法则是指 DNA 到 RNA 再到蛋白质的遗传信息传递规律。转录和翻译的过程就是基因的表达。研究发现，某些病毒通过 RNA 携带遗传信息，也可进行自身复制，还能以 RNA 为模板通过反转录合成 DNA 分子，从而补充完善了中心法则（图 2-7）。

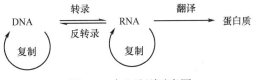

图 2-7 中心法则示意图

案例 2-2 分析 在人体中，DNA 分子上储存着遗传信息，通过转录过程可以把遗传信息传递给 RNA，RNA 通过翻译将转录过来的遗传信息传递给蛋白质。

患者的 DNA 分子模板链上一个碱基 T 突变为 A，转录以后的 mRNA 上碱基 A 突变为 U，查遗传密码表发现谷氨酸密码子第二位碱基由 A 变成了 U，就成缬氨酸的密码子。所以，镰刀形红细胞贫血症患者 β 珠蛋白 N 端第 6 位氨基酸是由正常的谷氨酸变成了缬氨酸。氨基酸类型的改变，引起蛋白质一级结构的改变，从而引起蛋白质功能的改变。

小结

　　生物体由基本化学元素组成，以无机化合物和有机化合物两类形式存在。水、无机盐、糖类、脂类等是生物小分子，在生物体内起着很重要的作用。蛋白质和核酸是生物大分子。

　　蛋白质结构的基本单位是氨基酸，氨基酸通过肽键连接起来形成多肽链，是蛋白质的一级结构。蛋白质的空间结构又可以分为二、三、四级结构，由多肽链盘曲折叠形成。蛋白质可分为不同类型，在生命活动中起着重要作用。酶是具有催化作用的蛋白质。

　　核酸分为RNA和DNA两类，核酸的基本组成单位是核苷酸。DNA的结构是双螺旋，主要功能有携带遗传信息、自我复制、转录。RNA分三种，在翻译过程中的起着不同的作用。中心法则体现了遗传信息的传递规律。

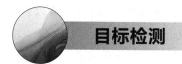

目标检测

一、名词解释

1. 肽　2. 酶　3. 半保留复制　4. 转录
5. 翻译

二、填空题

1. DNA的功能包括_____、_____、_____。

2. 酶的特性有_____、_____、_____、_____。

3. 生物体内的无机化合物包括_____和_____。

4. RNA的种类有_____、_____、_____。

三、选择题（以下每一道题下面有A、B、C、D、E五个备选答案，请从中选择一个最佳答案）

1. 生命物质中的微量元素是（　　　）
　　A. Cu　　　　B. N　　　　C. O
　　D. H　　　　E. P

2. 在细胞中的主要作用是溶解无机物、调节温度、参加酶促反应、参与物质代谢的是（　　　）
　　A. 单糖　　　　　　　B. 类脂
　　C. 水　　　　　　　　D. 无机盐
　　E. 蛋白质

3. 属于生物大分子的是（　　　）
　　A. 水　　　　　　　　B. 无机盐
　　C. 糖类　　　　　　　D. 脂类
　　E. 核酸

4. 蛋白质的基本组成单位是（　　　）
　　A. 核苷酸　　　　　　B. 碱基
　　C. 戊糖　　　　　　　D. 氨基酸
　　E. 多肽

5. 多肽链中，氨基酸的种类、数量和排列顺序，就是蛋白质分子的（　　　）
　　A. 一级结构　　　　　B. 二级结构
　　C. 三级结构　　　　　D. 四级结构
　　E. 平面结构

6. 核酸的基本组成单位是（　　　）
　　A. 磷酸　　　　　　　B. 碱基
　　C. 戊糖　　　　　　　D. 氨基酸
　　E. 核苷酸

7. 已知DNA一条多肽链的某一段的碱基顺序是5'-ATGGCTA-3'，那么互补链的碱基顺

序是（　　）

A. 3′-TAGGCAT-5′　　B. 5′-TACCGAT-3′

C. 3′-UACCAUG-5′　　D. 3′-TACCGAT-5′

E. 5′-UACCGAU-3′

8. 决定氨基酸的"密码子"，在_____分子上。

A. 多肽链　　　　　　B. DNA

C. mRNA　　　　　　D. tRNA

E. rRNA

四、简答题

1. 写出氨基酸的分子结构通式并注明各部分名称。

2. 列表比较 DNA 与 RNA 的主要区别。

3. 简述 DNA 双螺旋结构模型的要点。

（王敏杰）

第3章 生命的细胞基础

细胞是生物体形态结构和生命活动的基本单位。千姿百态的细胞构成了丰富多彩的生物世界，一切生物都由细胞组成（除病毒、类病毒外）。低等单细胞生物体由单个细胞组成，如细菌、变形虫等；多细胞生物体由数个至万亿个细胞组成，如"幸福茅"由4个细胞组成，高等动物由数以亿计形态大小与结构功能迥异的细胞组成。例如，人体由一个受精卵通过细胞分裂分化而来，据统计，刚出生婴儿约有10^{12}个细胞，成人约有10^{14}个细胞。因此，学习研究细胞的形态结构和生理功能，可深入理解人体的生命活动过程和众多生命现象。

第1节　细胞的基本特征

 细胞的大小

细胞大小差距悬殊，不同环境、不同种类的细胞大小不同。人的卵细胞直径约0.1mm，肉眼勉强可见；最大细胞为鸵鸟卵细胞，直径可达12cm；支原体是最小细胞，肉眼无法观察，直径仅0.1μm，须借助电子显微镜才能观察到。人和动物细胞直径一般在10～100μm，须借助光学显微镜才可观察。细胞大小与其功能相适应，如卵细胞通常较大，其内储存着大量的胚胎发育所需养料（卵黄），有利于受精卵发育；神经细胞的神经纤维最长可达1m左右，与神经细胞的传导功能相适应。

 细胞的形态

细胞的形态多种多样，与细胞生理功能和所处环境条件密切相关，如球形、圆饼形、扁平状、柱状、星状、纺锤形、多面体等。白细胞呈球形，能伸出伪足做变形运动，适应于吞噬作用；卵细胞呈球形或椭圆形，适应于在生殖道中运送；红细胞呈圆饼状，能相对增加表面积，有利于进行气体交换；上皮细胞呈扁平状、柱状，能使细胞排列紧密无间隙，具有保护生物体功能；神经细胞长短不一，神经纤维呈星芒状，与其感受刺激和传导兴奋的功能相适应；肌肉细胞呈纺锤形，适应于肌肉收缩（图3-1）。

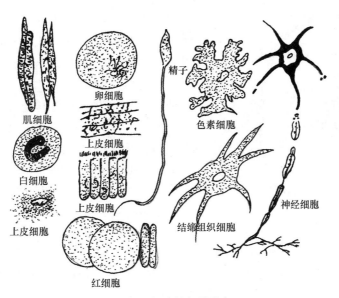

图 3-1 细胞的各种形态

考点：原核细胞和真核细胞的区别

三 细胞的类型

细胞根据结构复杂程度分为原核细胞和真核细胞，真核细胞由原核细胞进化而来。

（一）原核细胞

原核细胞体积小、结构简单、有细胞膜，膜外还有一层坚固的细胞壁。其最主要的特征是细胞核无核膜包被，在细胞中央的核物质区域仅有一条无膜包裹的裸露 DNA 分子，此区域称为拟核（图 3-2）。

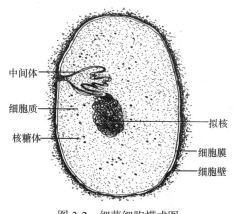

中间体

细胞质

核糖体

拟核

细胞膜

细胞壁

图 3-2　细菌细胞模式图

其细胞质中有简单细胞器（核糖体、中间体）及内含物，无内膜系统。原核生物是指由原核细胞组成的生物，如细菌、放线菌、支原体、衣原体和蓝绿藻等。

（二）真核细胞

真核细胞体积较大、结构复杂，由细胞膜、细胞质、细胞核三部分组成。真正细胞核的核物质由核膜包裹，植物细胞膜外还有细胞壁。

真核细胞内有复杂的内膜系统，具有一定形态结构和生理功能的细胞器，如线粒体、内质网、溶酶体、中心体、高尔基体等。真核生物是指由真核细胞构成的生物，如单细胞的原生生物和多细胞的动物、植物等。

光学显微镜下，真核细胞的结构可分为细胞膜、细胞质和细胞核三部分。在电子显微镜下，真核细胞的结构可分为膜相结构和非膜相结构。膜相结构包括细胞膜和细胞内各种由膜组成的细胞器，如内质网、高尔基体、线粒体、溶酶体等。非膜相结构指不具膜的细胞结构，如核糖体、中心粒、染色质、核仁、细胞骨架等。

细胞核是细胞进化的重要标志，原核和真核细胞最根本区别在于有无核膜包裹的细胞核。真核与原核细胞比较如表 3-1 所示。

表 3-1　真核细胞与原核细胞的比较

区别	原核细胞	真核细胞
细胞大小	较小（1 ~ 10μm）	较大（10 ~ 100μm）
染色体	核质仅一条 DNA，无蛋白质结合	核中有多条染色体，DNA 与蛋白质结合
细胞质	除核糖体外，无其他细胞器	有核糖体、线粒体等多种复杂细胞器
细胞核	无细胞核、核膜、核仁，有拟核	有真正细胞核，有核膜、核仁

第 2 节　细胞的结构与功能

各种真核生物的细胞因功能和所处环境不同，在形态、大小和结构上有很大差别，但都有共同的基本结构：细胞膜、细胞质和细胞核（图 3-3）。

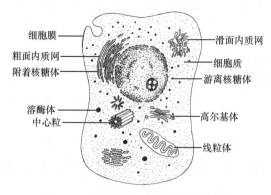

细胞膜

粗面内质网

附着核糖体

溶酶体

中心粒

滑面内质网

细胞质

游离核糖体

高尔基体

线粒体

图 3-3　动物细胞的亚显微结构示意图

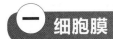

一 细胞膜

考点：**细胞膜的主要特性**

（一）细胞膜的概念

细胞膜是指细胞质外包被的一层薄膜，又称质膜。生物膜是细胞内所有膜结构的统称。除细胞膜外，细胞内还有很多的膜相结构，如线粒体膜、溶酶体膜等。细胞的各种膜相具有相似的构造，电镜下观察膜切面可分三层，即内外两层深色致密层和中间一层浅色疏松层。单位膜是指生物膜切面具有这三层结构膜的统称。

（二）细胞膜的化学成分

细胞膜主要化学成分包括类脂、蛋白质及少量糖类。不同种类细胞的细胞膜的各种成分有所差异，特别是类脂和蛋白质的比例。

（三）细胞膜的结构

"液态镶嵌模型学说"是目前被广泛接受的细胞膜结构。其要点为：细胞膜的基本骨架由类脂双分子层构成，每层类脂分子排列整齐，每个类脂分子亲水性头端朝向膜内外两侧，疏水性尾端朝向膜中央；膜中蛋白质分子多为球形蛋白，嵌入类脂双分子层（镶嵌蛋白质），或附着于类脂双分子层表面（周围蛋白质）。糖类含量较少，主要与细胞膜外表面蛋白质结合为糖蛋白，或与类脂结合为糖脂，伸展在细胞膜外表面的糖蛋白、糖脂，称为细胞外被（图3-4）。

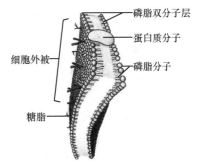

图3-4　细胞膜的液态镶嵌模型结构

细胞膜主要特性包括不对称性和流动性。不对称性是指因细胞膜各种化学成分在膜上分布不均匀，导致膜内外两侧结构和功能的不对称。流动性是指类脂分子通常呈液态，可在同一分子层平面做横向运动。同时，蛋白质分子可在类脂双分子层中做横向或纵向移动。

考点：**细胞膜进行物质交换的主要方式**

（四）细胞膜的功能

细胞膜是细胞与外界环境之间的屏障，具有保护细胞内部结构、与细胞内外进行物质交换等重要功能。细胞膜进行物质交换主要有以下方式。

1. 单纯扩散　指物质依靠膜两侧浓度差，不消耗代谢能，无需膜蛋白帮助，由高浓度一侧向低浓度一侧运输的过程。例如，气体分子和脂溶性小分子物质主要通过此方式扩散；氧气和二氧化碳在人体内的交换运输；临床使用的麻醉剂乙醚、氯仿等物质扩散进入细胞内（图3-5A）。

2. 易化扩散　指非脂溶性物质在细胞膜特殊蛋白质（载体）帮助下，不消耗代谢能，由高浓度一侧向低浓度一侧运输的过程，如葡萄糖、氨基酸、Na^+、K^+等的运输（图3-5B）。

3. 主动运输　指消耗代谢能，在膜特殊蛋白质（泵体）帮助下，主动将物质由低浓度一侧向高浓度一侧运输的过程。此方式是人体最重要的物质运输方式，对维持细胞生命活动具重要意义。例如，人体神经细胞在正常时，膜内 K^+ 浓度约为膜外30倍，而膜外 Na^+ 浓度约为膜内12倍，为维持此离子浓度差，需要依靠细胞膜钠-钾"泵"（特殊蛋白质分子）通过主动运输来实现（图3-5C）。

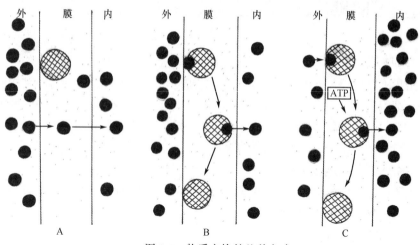

图 3-5 物质交换的几种方式

A.单纯扩散；B.易化扩散；C.主动运输

4. 胞吞和胞吐作用 上述三种方式主要运输小分子量的分子或离子，大分子物质或物质团块则通过胞吞作用和胞吐作用进出细胞。

（1）胞吞作用：指细胞消耗代谢能，把大分子物质或物质团块从细胞外吞入细胞内的过程。胞吞时，先是细胞外的物质与细胞膜接触，引起该处的细胞膜发生内陷，将细胞外的物质包围形成小泡，然后小泡脱离细胞膜移入细胞内。例如，入侵细菌、病毒、异物、大分子营养物质等通过此方式进入细胞（图3-6A）。

（2）胞吐作用：指细胞消耗代谢能，将大分子物质或物质团块从细胞内排出细胞外的过程。胞吐与胞吞相反，先是细胞内某些物质由膜包围，形成小泡，并向质膜内侧移动，最后小泡膜与质膜融合，并在融合处出现裂口，将小泡内物质排出细胞外。其主要见于细胞分泌活动，如细胞分泌激素、酶类等（图3-6B）。

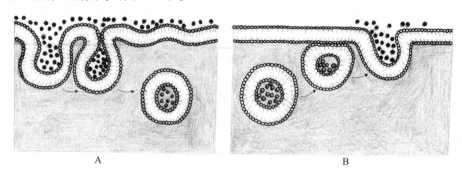

图 3-6 胞吞和胞吐作用

A.胞吞作用；B.胞吐作用

考点：各种细胞器的主要功能

二 细胞质

细胞质是指位于细胞膜与细胞核之间的物质，包括细胞基质和细胞器。细胞基质指细胞内呈液胶态的物质。细胞器指细胞质中具有一定化学组成、形态结构和特殊功能的小结构，主要包括线粒体、内质网、高尔基体、核糖体、溶酶体、中心体等。

（一）线粒体

线粒体是细胞内重要的膜性细胞器，普遍存在于真核细胞中。光镜下，线粒体呈线状、粒状、杆状。电镜下，线粒体呈双层单位膜围成的封闭的囊状结构，外膜表面平滑，内膜向内部突起形成许多嵴。线粒体内含有多种参与生物氧化的酶系（图3-7）。

线粒体主要功能是在多种酶系催化下，将细胞内能源物质氧化分解，释放能量，储存于ATP中，为细胞生命活动提供95%以上的能量。因此，线粒体是细胞的"供能中心"或"动力工厂"。

不同细胞中线粒体数目不同。细胞生命活动旺盛时线粒体数目多；衰老、疾病、营养不良、代谢水平下降时其数目减少。

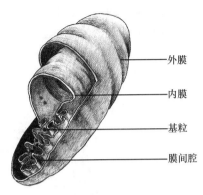

图3-7　线粒体结构示意图

外膜
内膜
基粒
膜间腔

链接

线粒体与疾病

线粒体是细胞内最易受损伤的敏感细胞器，线粒体的数量、大小、结构的改变等会影响整个细胞正常功能发挥，从而导致在病变细胞内较早出现线粒体极为明显异常的病理变化，称为"线粒体病"。因此，线粒体损伤可显示细胞受损伤程度。

地方性心肌病是一种心肌线粒体病，硒对线粒体膜有稳定作用，患者因缺硒而导致心肌线粒体出现膨胀、嵴稀少和不完整；在急性细胞损伤时（大多为中毒或缺氧），线粒体的嵴被破坏；心瓣膜病时的心肌线粒体呈数量增多现象；细胞缺氧、微生物毒素、各种毒物、物理射线及渗透压改变等也会引起线粒体肿大。

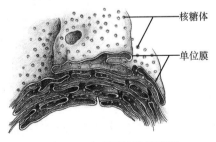

核糖体

单位膜

图3-8　内质网结构示意图

（二）内质网

内质网是由一层单位膜构成的扁平囊状、管状或泡状结构。内质网膜向内与核膜外膜相通，向外与细胞膜相连，管道互相连通，纵横交织成网状。

依内质网表面有无核糖体附着分以下两类。

1.粗面内质网　指表面粗糙、附着于核糖体的内质网（图3-8）。附着的核糖体是蛋白质合成场所，主要合成外输性蛋白质，蛋白质合成后进入粗面内质网管道，经管道运输到高尔基体。

2.滑面内质网　指表面光滑、无核糖体附着的内质网。其主要合成脂质和胆固醇等物质。

（三）高尔基体

高尔基体位于细胞核附近。电镜下，高尔基体是由一层单位膜构成的圆盘状结构，由扁平囊、小囊泡和大囊泡组成。三者处于不断形成、不断更新的动态变化中：由粗面内质网形成小囊泡，小囊泡不断并入扁平囊，扁平囊不断形成大囊泡，大囊泡不断脱离形成分泌泡（图3-9）。

高尔基体的功能主要是参与细胞分泌活动，对外输性蛋白质等分泌物进行加工、包装、运输，并分泌到细胞外。

（四）核糖体

核糖体是由rRNA和蛋白质组成的椭圆形小体，包括大、小两个亚基，属非膜相结构。游离核糖体指核糖体游离于细胞质中，附着核糖体指核糖体附着于内质网膜外表面。核糖体是细胞内合成蛋白质的场所（图3-10）。

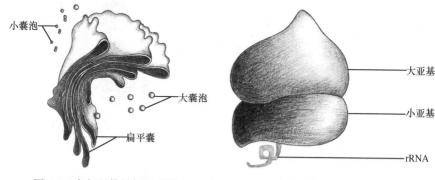

图3-9 高尔基体结构示意图　　　　　图3-10 核糖体的形态

> **链接**
>
> **附着核糖体和游离核糖体**
>
> 附着核糖体所合成的蛋白质与游离核糖体所合成的蛋白质有所不同。附着核糖体主要是合成某些专供输送到细胞外面的分泌物质，如抗体、酶原或蛋白质类的激素等。游离核糖体所合成的蛋白质，多半是分布在细胞质中。因此，在分裂活动旺盛的细胞中，游离核糖体的数目比较多，而且分布比较均匀。这一点已被用来作为辨认肿瘤细胞的标志之一。

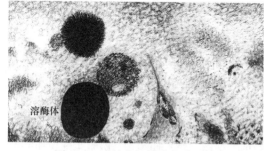

图3-11 中性粒细胞中的溶酶体

（五）溶酶体

溶酶体是由一层单位膜围成的球形囊状结构，内含多种水解酶，可对各种大分子物质进行分解消化（图3-11）。

1. 自溶作用　指溶酶体对细胞自身结构的分解消化作用。例如，溶酶体对细胞中衰老的细胞器进行分解。

2. 异溶作用　指溶酶体对进入细胞内的外来物质的消化分解作用。例如，溶酶体对被细胞吞噬的有害异物或病菌进行分解。

溶酶体与疾病发生密切相关，溶酶体受损或某些酶缺乏会引起一些相应疾病。硅沉着病是一种职业病，起因是肺部细胞吸入过多矽尘，将溶酶体膜破坏，溶酶体水解酶随即进入细胞质中，将自身细胞杀死，死亡细胞又持续释放出矽尘，对其他细胞产生同样破坏作用，从而使肺功能受损，形成硅沉着病。

（六）中心体

中心体位于细胞核附近，由中心粒和中心球两部分组成，属非膜相结构。电镜下，中心粒呈短圆柱体，每个中心体含有 2 个相互垂直的中心粒；2 个中心粒周围包裹胶状致密物，称为中心球。中心粒功能是参与细胞有丝分裂过程中染色体的运动及形成细胞骨架等（图 3-12）。

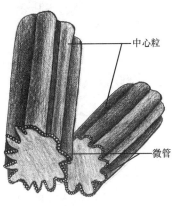

（七）细胞骨架

细胞骨架是指细胞质中由微管、微丝和中间纤维等纤维状蛋白交织构成的网状结构。细胞骨架对维持细胞形状、细胞器定位和细胞运动等具有重要作用。

考点：染色质与染色体的关系

图 3-12 中心体的形态

 # 三 细胞核

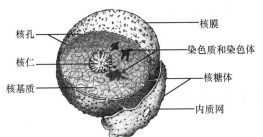

图 3-13 细胞核结构示意图

细胞核是细胞最重要的结构，常位于细胞中央，1 个到多个不等。细胞分裂的间期，细胞核由核膜、核仁、染色质和核基质构成。细胞分裂期，核膜、核仁消失，染色质变成染色体（图 3-13）。

（一）核膜

核膜是指包裹在核表面的膜，由两层单位膜构成。两层膜之间的间隙称核周隙。外膜外表面附着核糖体，核周隙外膜某些部位与粗面内质网的管道相通。核膜上众多的孔洞称核孔。核膜主要功能是保护核内物质，并使核物质能在特定区域内执行特定功能；同时控制细胞核与细胞质之间遗传物质等的交换。

（二）核仁

核仁为一表面无膜的海绵球状结构，主要成分是 RNA 和蛋白质，含少量 DNA。在有丝分裂期核仁消失，新细胞核形成后重新出现。核仁主要功能是合成 rRNA、参与核糖体形成。核仁大小、数量与细胞合成蛋白质旺盛程度密切相关。

（三）染色质与染色体

1. 染色质 指在细胞分裂间期细胞核内易被碱性染料染色的细丝状物质，主要成分是

DNA 和组蛋白，含少量非组蛋白和 RNA 等。其分为常染色质和异染色质。常染色质结构疏松、染色较浅、功能活跃，参与进行 DNA 复制和 RNA 合成。异染色质卷曲紧密、染色较深、功能不活跃，处于抑制状态，常靠近核边缘。

核小体是染色质丝的基本结构单位。每个核小体由颗粒部和连接部组成，颗粒部是由一段 DNA 链在八聚体（8 个组蛋白分子聚合体）表面缠绕 1.75 圈而成，连接部是颗粒部外围 DNA 分子延伸部分，将相邻两个核小体连接起来，在连接部结合一个组蛋白分子（图 3-14）。

2. **染色体** 细胞有丝分裂时，染色质丝高度螺旋化，形成具特定形态结构的染色体。细胞有丝分裂结束后，染色体解开螺旋又变成染色质（图 3-15）。

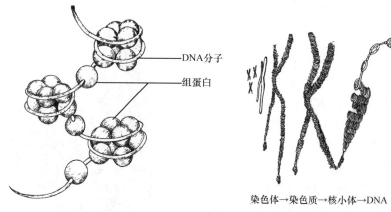

图 3-14　核小体结构示意图　　　　图 3-15　染色体与染色质结构示意图

一条染色质丝组成一条染色单体。由此可见，染色质和染色体是同一物质在细胞分裂不同时期的两种表现形式。染色体的形态和数目有种的特异性。

（四）核基质

核基质是液态胶体状物质，又称核液，化学成分与细胞质基质相似。

总之，细胞核是遗传信息贮存和复制的场所，通过遗传信息的转录和翻译，指导和控制蛋白质合成，从而控制细胞的代谢、生长、分化和繁殖等活动。

第 3 节　细胞的生命运动过程

一　细胞分裂

细胞分裂是亲代细胞产生子代细胞的过程，包括原核细胞的二分裂；真核细胞的无丝、有丝、减数分裂等方式。

（一）细胞分裂和细胞生长

细胞分裂和细胞生长是生命过程中两个重要的基本特征。细胞生长受细胞表面积与体积的比例、细胞核与细胞质比例等因素限制。因为细胞不断生长，其表面积与体积的比例逐渐变小，变小的表面积将不能适应细胞内外物质交换需要；同时，细胞质与细胞核之间也随之失去平衡，细胞处于不稳定状态。所以需要细胞通过分裂，恢复正常表面积与体积比例及细胞核与细胞质之间原有平衡。分裂和生长反复进行，最终细胞数量增加，即增殖。

细胞增殖周期是指细胞分裂和细胞生长的周期，细胞生长积累的生命物质构成了细胞分裂的基础。

（二）细胞分裂的方式

1. 原核细胞的二分裂 原核细胞遗传物质是裸露的双链环状 DNA 分子，附着于质膜某一位点，复制后两个子代 DNA 分子附着点之间质膜延长，细胞膜内陷，细胞壁也随之向内伸长，细胞一分为二，结果是每个新细胞都含一个相同双链环状 DNA 分子，又称二分裂法。

2. 无丝分裂 首先是细胞核拉长、从中间断裂；随后细胞质一分为二，形成两个子细胞。此分裂核变化简单，无纺锤丝形成和染色体组装，子代核由亲代核断裂而成，故称无丝分裂（直接分裂）。其常见于低等生物，高等动物的上皮、疏松结缔组织、肌肉组织及肝等细胞均可进行无丝分裂。另外，人体某些组织细胞受到创伤或发生衰老、病变时，也可进行无丝分裂。

考点：有丝分裂各时期染色体变化特点

3. 有丝分裂 是高等生物体细胞最主要的分裂方式。根据细胞有丝分裂时细胞器结构的连续变化过程，可分为分裂间期（G_1 期、S 期、G_2 期）和分裂期（M 期），分裂期（M 期）又分为前、中、后、末四个时期。

有丝分裂包括核分裂及胞质分裂两个基本过程。在有丝分裂的过程中，当细胞核发生一系列复杂变化（DNA 复制、染色体组装等）后，细胞通过形成有丝分裂器，将遗传物质平均分配到两个子细胞中，从而保证细胞遗传物质的稳定性，其实质是通过细胞骨架重排，将染色质和细胞质平均分配给子细胞（图 3-16）。分裂结果是将母细胞遗传物质平均分配给两个子细胞。染色质凝集、纺锤体的出现是有丝分裂中两个重要特征。

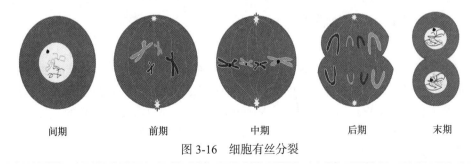

| 间期 | 前期 | 中期 | 后期 | 末期 |

图 3-16 细胞有丝分裂

（1）间期：细胞从前一次分裂结束到下一次分裂开始的这段时间称为间期。间期是细胞周期中极为关键的一个时期，细胞内遗传物质开始复制，DNA 含量倍增，同时各种细胞器及生物大分子也倍增，为细胞分裂期进行充分的物质和能量准备。

1）G_1 期：是指细胞分裂完成到 DNA 合成开始前的阶段，这是 DNA 合成前的准备时期，也是细胞生长的主要阶段。这一时期的主要特点是细胞内物质代谢活跃，三种 RNA、一些蛋白质和酶的合成迅速进行，为 S 期 DNA 复制作准备，细胞体积迅速增大。

2）S 期：是指从 DNA 复制开始到 DNA 复制完成的这段时间，是细胞周期中最关键的阶段。此期 DNA 进行复制，其含量增加一倍，组蛋白、非组蛋白也不断合成。S 期结束时，每一条染色体复制成两条染色单体。S 期细胞对药物反应非常敏感，如一些抗肿瘤药物可以作用于肿瘤细胞的 S 期，干扰或阻断肿瘤细胞 DNA 复制，从而达到治疗目的。

3）G_2 期：是指从 DNA 合成结束到分裂期开始前的阶段。此期 DNA 合成终止，主要合成一些 RNA、蛋白质，并形成微管蛋白和细胞膜上的蛋白质，为细胞进入分裂期准备物质条件。

此期对药物反应敏感，临床上某些化学治疗药物就是针对此期肿瘤细胞的。

（2）分裂期：是指从细胞分裂开始到结束，将复制的遗传物质即染色体平均分配到两个子细胞中所经历的过程。分裂期是细胞形态结构发生急速变化的时期，主要包括一系列细胞核的变化、染色质浓缩螺旋成染色体、纺锤体的出现，以及染色体精确均等地分配到两个子细胞中的过程，从而使分裂后的细胞保持遗传上的稳定性和一致性。

根据其主要变化特征，人为地划分为前期、中期、后期、末期四个时期。下面以动物细胞有丝分裂为例叙述。

1）前期：前期开始，细胞核内的染色质通过凝集、螺旋化和折叠，逐渐变短变粗，形成有一定数目和一定形态结构的染色体，每条染色体由两条染色单体组成，散乱分布；细胞质中复制成两对的中心粒互相分开，同时各向细胞两极移动，中心粒向周围放出星状细丝形成星体；两个星体分别移向细胞的两极，中间以纺锤丝相连组成纺锤体；核膜及核仁逐渐解体消失。

2）中期：此时染色体达到最大程度的凝集，每条染色体都由两条染色单体通过着丝粒相连组成，在纺锤丝的牵引下，使每条染色体的着丝粒排列在细胞的赤道板上。中期染色体的形态结构最稳定、数目最清晰，便于观察。

3）后期：在后期开始时，每条染色体的着丝粒纵裂为二，两条姐妹染色单体互相分开，在纺锤丝的牵引下分别向细胞两极移动，形成数目和形态完全相同的两组染色体，集中在细胞的两极。

4）末期：进入末期，集中在细胞两极的染色体逐渐解螺旋恢复为染色质，纺锤体消失，核膜和核仁重新出现，形成两个新的子核，细胞膜在赤道部位向细胞质内陷，形成两个子细胞，完成有丝分裂，子细胞即进入下一周期的间期。

新产生的子细胞中，染色体数目与亲代相同，保持了遗传的稳定性和一致性。

考点：减数分裂各时期染色体变化特点

4. 减数分裂　是有性生殖生物体的生殖细胞所特有的分裂生成方式，即生殖细胞在成熟期所发生的特殊有丝分裂。减数分裂过程由两次分裂组成，分别为第一次减数分裂（Ⅰ）及第二次减数分裂（Ⅱ），两次分裂之间，有一间隔期（图3-17）。减数分裂各时期的特点简述如下。

（1）前减数分裂间期：此期完成 DNA 合成，进行染色体复制，这是原始生殖细胞（如精原细胞或卵原细胞）进入减数分裂之前的物质准备阶段。

（2）第一次减数分裂（减数分裂Ⅰ）：可分为前期Ⅰ、中期Ⅰ、后期Ⅰ和末期Ⅰ。减数分裂的特殊过程主要发生在减数第一次分裂，特别是前期Ⅰ。

1）前期Ⅰ：根据染色体的形态结构变化特点，可分为五个不同的时期。

细线期：细胞核内染色质凝集形成细长丝状的染色体，每条染色体已形成两条细线状的染色单体，但在光镜下不易分辨。

偶线期：此期是同源染色体配对的时期。同源染色体是指在减数分裂过程中，一条来自父体，一条来自母体，形态、大小、结构相同的一对染色体。此时，一条染色体上有两条染色单体，称为二分体。配对的两条同源染色体中，由于是由四条染色单体所组成，故称为四分体。细胞内同源染色体相互靠近配对的过程称为联会。在联会过程中，相互配对的每对同源染色体称为二价体，细胞中有 n 对染色体就有 n 个二价体，人的23对染色体形成23个二价体。

粗线期：开始于同源染色体联会之后。染色体进一步螺旋化，变粗缩短、形态明显。一条染色体的两条染色单体之间互称为姐妹染色单体，同源染色体的染色单体之间互称为非姐妹染色单体。此时，非姐妹染色单体之间出现交叉现象，这表明同源非姐妹染色单体之间的局部片段发生了交换，这是基因的互换和重组的物质基础。

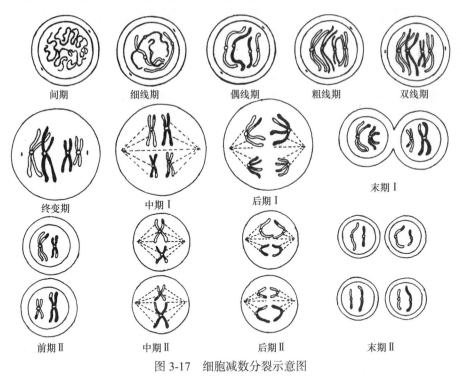

图 3-17　细胞减数分裂示意图

双线期：染色体进一步缩短变粗，联会复合体解体，同源染色体相互排斥，交叉点沿着染色体两臂向末端移动，这种现象称为交叉端化。交叉的数目和位置在每个二价体上并非是固定的，而是随着时间推移，向端部移动，这种移动现象称为端化，端化过程一直进行到中期。人和许多动物的双线期经历时间比较长。例如，人的卵母细胞在胎儿 5 个月时已达双线期，至 12 ～ 50 岁的排卵年龄期间，卵子的生成一直停留在双线期。

终变期：染色体变得更短更粗，螺旋化达到最高度，交叉端化继续进行，但交叉数量逐渐减少，核膜、核仁消失，纺锤体逐渐形成。

2）中期Ⅰ：此期核膜、核仁解体消失，纺锤体形成，各四分体移向细胞中央，排列在赤道板上。每条染色体以着丝粒与一条纺锤丝相连。

3）后期Ⅰ：在纺锤丝的牵引下，同源染色体彼此分离，非同源染色体随机自由组合，形成两组染色体，分别向细胞的两极移动，集中在细胞两极。二价体中的两条同源染色体分开，分别向两极移动。由于相互分离的是同源染色体，所以染色体数目减半。同源染色体随机分向两极，使母本和父本染色体重新组合，产生基因组的变异。在人类，非同源染色体的随机组合，可形成 2^{23} 种组合方式。

4）末期Ⅰ：染色体到达细胞两极后，解螺旋为细丝状的染色质，核膜与核仁重新出现，细胞质分裂后，形成两个子细胞，每个子细胞中的染色体数目减少一半，每条染色体着丝粒上连接有两条染色单体。

（3）减数分裂间期：在减数分裂Ⅰ和减数分裂Ⅱ之间的间期很短，可出现短暂停顿。此期染色体不再复制，这时每条染色体由两条染色单体构成。有些生物甚至没有这个间期，而由末期Ⅰ直接进入减数分裂Ⅱ。

（4）第二次减数分裂（减数分裂Ⅱ）：其过程与有丝分裂基本相同，主要是间期Ⅰ复制的姐妹染色单体彼此分离，包括前期Ⅱ、中期Ⅱ、后期Ⅱ、末期Ⅱ四个时期（图3-17）。

1）前期Ⅱ：染色质凝集形成染色体，核膜、核仁开始消失。每个细胞中有 n 条染色体，每条染色体为二分体。

2）中期Ⅱ：各二分体排列在赤道面上，纺锤体形成，每个二分体的着丝粒与纺锤丝相连。

3）后期Ⅱ：着丝粒纵裂为二，姐妹染色单体分开，并移向两极，每一极含有 n 个单分体，即 n 条染色体。

4）末期Ⅱ：各染色体移至两极后解旋伸展，核膜重新组装，核仁重现。纺锤体消失，细胞质分裂。

经过上述两次连续分裂，最后形成4个子细胞，每个子细胞的染色体数目只有母细胞的一半，即形成了单倍体的生殖细胞。

 二 细胞增殖周期

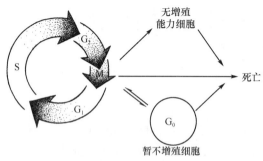

图 3-18　细胞增殖周期示意图

（一）细胞增殖周期的概念

细胞增殖周期是指细胞从上一次分裂结束开始生长到下一次分裂终止所经历过程，简称细胞周期。细胞周期中，细胞生长过程为分裂间期，细胞分裂过程为分裂期（M期）。分裂间期分为 G₁ 期、S 期、G₂ 期三个阶段。S 期为 DNA 合成期，G₁ 期、G₂ 期为 S 期与前后 M 期之间的间隔期。G₁ 期又称 DNA 合成前期，该期细胞所进行的一切生命活动都为 S 期做准备；G₂ 期又称 DNA 合成后期，该期为 S 期向 M 期进行转变的准备期（图3-18）。

细胞周期普遍存在于高等生物中，但细胞周期时间在不同生物和不同组织的细胞间差异较大，G₁ 期细胞则是调节细胞周期的关键（表3-2）。

表 3-2　哺乳动物细胞周期的时间　　　　　　　　　　　　　　　　（单位：小时）

细胞类型	T（C）	T（G₁）	T（S）	T（M+G₂）
人				
结肠上皮细胞	25	9	14	2
直肠上皮细胞	48	33	10	5
胃上皮细胞	24	9	12	3
骨髓细胞	18	2	12	4
小鼠				
十二指肠上皮细胞	10.3	1.3	7.5	1.5
结肠上皮细胞	19	9	8	2
皮肤上皮细胞	101	87	11.82	2.18
大鼠				
内釉质上皮细胞	27.3	16.0	8.0	3.3
肝细胞	47.5	28.0	16.0	3.5

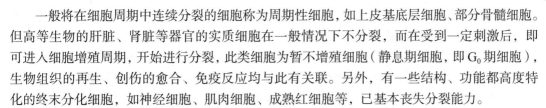

一般将在细胞周期中连续分裂的细胞称为周期性细胞，如上皮基底层细胞、部分骨髓细胞。但高等生物的肝脏、肾脏等器官的实质细胞在一般情况下不分裂，而在受到一定刺激后，即可进入细胞增殖周期，开始进行分裂，此类细胞为暂不增殖细胞（静息期细胞，即 G_0 期细胞），生物组织的再生、创伤的愈合、免疫反应均与此有关联。另外，有一些结构、功能都高度特化的终末分化细胞，如神经细胞、肌肉细胞、成熟红细胞等，已基本丧失分裂能力。

（二）细胞增殖周期的调控

细胞周期进程严格有序，细胞周期中各种变化均受细胞内部及外界环境因素控制，通常多为蛋白质或多肽，在细胞周期某一特定时期起作用。

1.细胞周期蛋白 1983年，埃文斯（T. Evans）等在海胆受精卵中发现一类随细胞周期变化，呈周期性出现和消失的蛋白质。在受精卵早期卵裂与细胞分裂中，这类蛋白质周期合成或降解，用秋水仙碱抑制细胞分裂后，则其降解不发生或被延缓。

2.成熟促进因子 是一种在 G_2 期形成，并促进 M 期进行启动的调控因子。1971 年，发现于经黄体酮处理的、成熟的非洲爪蟾卵母细胞中，未成熟的爪蟾卵母细胞在注射了这些细胞的胞质后便成熟。

3.生长因子 是一类通过与细胞膜特异受体结合，调节细胞周期的多肽类物质，来自细胞自分泌或旁分泌。生长因子与受体结合后，通过一个信号转换及传递过程，最终引起与细胞周期进程有关蛋白质表达变化来完成调节。

4.抑素 是一种细胞自身产生或分泌，对细胞周期进程有抑制作用的糖蛋白，其作用机制和生长因子相似。抑素对细胞周期的作用无毒且可逆。同时还具较强细胞特异性，随细胞类型不同而有变化。G_1 期末及 G_2 期为抑素作用于细胞周期最常见的两个调控点。

（三）细胞增殖周期常用研究方法

1.细胞同步化方法 指使处于细胞周期不同阶段的细胞，共同进入周期某一特定阶段的方法。其包括有丝分裂选择法、化学同步法。

（1）有丝分裂选择法：体外培养的细胞在进入 M 期后，胞体变圆，与附着物接触面减少且黏附性降低，此时，轻轻振动培养器皿，细胞便脱离器皿壁，悬浮于培养液中，离心后便得到同步 M 期细胞。

（2）化学同步法：是一种用化学药物引导细胞同步的方法，常见 DNA 合成阻断法和中期阻断法。DNA 合成阻断法利用 DNA 合成抑制剂，阻断 S 期 DNA 的合成使细胞同步于 S 期，常用抑制药有甲氨蝶呤、大剂量胸苷。中期阻断法通过抑制纺锤体微管的聚合，使细胞周期进程阻断于有丝分裂中期，常用阻断药有秋水仙碱、长春碱等。

2.细胞周期的调控法 该法主要有免疫组化法、显微注射法、细胞融合三种方法。三种方法均通过某一化学物质在和细胞结合（融合）后，然后观察和研究这些化学物质在细胞增殖周期中所起的调控作用。

3.^3H-TdR 掺入法 在细胞周期进程中，从 G_1 期→S 期→G_2 期→M 期，DNA 含量由 2 倍变为 4 倍。根据这一特点，用放射性同位素 ^3H 标记的 DNA 合成前期 TdR，让细胞在含有 ^3H-TdR 的培养基中培养 7 小时左右，经放射自显影，根据细胞中银粒量的多少及分布位置，判断细胞在增殖周期中各相的比例而掌握细胞增殖周期的状况。

（四）细胞增殖周期与医学

1.细胞增殖周期与组织再生 组织再生的基础是细胞生长、细胞分裂。人体的一些组织通过新细胞不断产生，以补充因分化而衰老、死亡的细胞，如骨髓、表皮、毛囊等，这一生理性再生过程与干细胞分裂有关。干细胞是一类存在于自我更新组织特定位置且分裂速度缓慢的细胞，其子细胞的一部分和亲代细胞在数量上相同，保留分裂能力；另一部分则向多个方向发生分化。干细胞的这种自我维护及多功能的特点，使其成为组织再生的基础。

人体中一些高度分化的组织，如肝、肾等，其再生可在组织受到损伤后发生，称为补偿性再生。这一过程使原处于 G_0 期的细胞重新进入细胞增殖周期而重新分裂，同时，细胞增殖周期加快，在短时间内产生大量新生细胞。

细胞增殖周期对创伤组织修复、愈合的研究和临床治疗有一定意义。另外，一些调节细胞增殖周期的因子已制成生物制剂（如表皮生长因子）广泛用于创伤组织修复的临床治疗。

2. 细胞增殖周期和肿瘤　人体中正常器官、组织的细胞在细胞增殖周期中发生的自分泌刺激细胞生长的因子增加，生长分裂失去控制，由此产生赘生物称为肿瘤。

（1）细胞周期与肿瘤的生长：肿瘤所含细胞群体，依其细胞增殖周期的特点分以下三种。①增殖型细胞为肿瘤中能连续进入细胞周期、不断进行分裂的细胞群体，与肿瘤的增大直接相关，其数量的多少决定着肿瘤恶性程度。②暂不增殖型细胞主要是一些 G_0 期细胞，其对肿瘤生长无太大影响。但其具有潜在分裂能力，在某些诱因的作用下，可重新进入细胞增殖周期而分裂，所以它是肿瘤复发的根源。③不增殖型细胞是一些已脱离了细胞增殖周期、完全丧失了分裂能力的分化细胞。

肿瘤的增殖比率（GF）即为增殖型细胞占总细胞数量的比例，公式如下。

$$GF = A/（A+B+C）$$

其中，A：增殖型细胞；B：暂不增殖型细胞；C：不增殖型细胞。

细胞增殖比率大小、细胞增殖周期的长短及细胞丢失、死亡的速度，决定了肿瘤细胞的生长快慢。与正常细胞比较，肿瘤细胞中 G_0 期细胞极少，更多的是进入分裂阶段的细胞，而且绝大多数肿瘤细胞的周期时间较正常细胞要长，所以高的增殖比率是肿瘤细胞快速生长的主要原因。

（2）细胞增殖周期与肿瘤的治疗：肿瘤治疗的常规方法包括放射治疗、化学治疗及手术治疗三种。在肿瘤治疗中，应根据肿瘤细胞分裂、增殖情况选用治疗方法。

对于以暂不增殖型细胞为主的肿瘤，因这类细胞生长代谢水平较低，对药物及外界环境刺激不敏感，可先利用其潜在分裂能力，让一些因子诱导肿瘤细胞进入细胞增殖周期，之后再用放射治疗、化学治疗的手段加以治疗。如果采用手术治疗，应尽量清除残余组织，避免其复发。

若肿瘤中含增殖型细胞较多，对于处于细胞增殖周期不同时期的肿瘤细胞，治疗方法亦不同。例如，治疗 S 期肿瘤细胞，常以化学治疗作为主要手段；G_2 期肿瘤细胞则采用放射治疗较合适。

基因治疗是一种新兴的肿瘤治疗方法。其作用原理是将一些能抑制细胞恶性增殖的基因直接注入肿瘤细胞中，使肿瘤的生长及恶性转化受阻。例如，在人肺癌细胞中注入 *p53* 这种抑癌基因后，其肿瘤细胞生长速度减慢、恶性程度明显降低。

细胞增殖周期与肿瘤有极密切的关系，细胞增殖周期的相关理论和研究，既促进了对肿瘤病因、病理的探讨，同时也为临床对肿瘤的治疗提供理论依据。

考点：细胞分化、衰老及凋亡的特性

三 细胞的分化、衰老与死亡

（一）细胞分化的基本概念

细胞分化是指从受精卵开始的个体发育过程中，细胞之间逐渐产生稳定性差异的过程。受精卵含有亲代的全套遗传基因，可在遗传因素和整体性因素的调控下，按既定时空关系，经过复杂的细胞分裂和分化过程发育为预定的个体。其中，细胞分裂使机体细胞数量增加，而细胞分化使细胞由非专一性（非特化性）状态向形态和功能的专一性（特化性）状态转变，成为具有不同表型结构的各种类型的细胞，不同表型的细胞进而组成不同结构和功能的组织、器官和系统，以行使机体各种复杂的功能。完整的细胞分化概念包括时、空两个方面的变化过程，时间上的分化指不同的发育时间内细胞之间的区别；空间上的分化指处于不同空间位置中的同一种细胞的后代之间出现的差异。

细胞分化进程是细胞原有的高度可塑性潜能逐渐减少消失的过程。一般情况下，已分化为某种特异、稳定类型的细胞，不可能再逆转到未分化状态或成为其他类型分化细胞。例如，已分化的上皮细胞会持久地保持其类型特点，不能再转化为成纤维细胞或肌细胞。但是，在某些特殊情况下，已分化细胞仍有可能重新获得分化潜能，分化为另一方向类型细胞。另外，胚胎期细胞表达的一些基因会在出生以前按时间顺序关闭，但某些成体细胞在特殊情况下可恢复表达为胚胎性基因，如肝细胞和胰腺细胞表达甲胎蛋白，后者与肿瘤发生相关。

细胞分化和细胞分裂有密切关系，这两个重要生命过程常伴随发生，但不完全平行。例如，某些细胞在下一步分化开始前须先经过多次分裂，而来自一个同源群的细胞在进行分裂前，可能处于不同分化程度，桑葚胚和成体软骨细胞都是明显例子。一般来说，细胞分裂旺盛时分化变缓；而终末分化的细胞，如哺乳动物的表皮角质层细胞，分裂频率明显减慢；高度分化的细胞，如大脑神经细胞和心肌细胞，则很少分裂或完全失去分裂能力。

多细胞生物既有时间上的分化，又有空间上的分化。在个体的细胞数目大量增加的同时，分化程度会越来越复杂，细胞间的差异也就越来越大，而且同一个体的细胞因所处位置不同，而在细胞间会出现功能分工，头与尾、背与腹、内与外等不同空间的细胞表现出明显差别。高等生物细胞的多样化为形成多种组织和器官及机体复杂功能分工提供基础，使机体更好地适应外界环境变化。细胞分化存在于机体整个生命过程中，但胚胎期是细胞分化最典型和最重要时期，因此，此期的细胞常成为细胞分化研究主要对象。

（二）细胞分化与癌变

细胞分化失控或分化异常可能导致细胞恶变，成为癌细胞。与正常体细胞相比，癌细胞的许多生物学行为，包括增殖过程、代谢规律、形态学特点等，都有非常明显变化，而且这些差异可在细胞水平遗传。

研究发现，细胞分化的分子基础是细胞固有基因正常的、严格有序的表达。每一种特定类型的细胞仅使用一小部分基因遗传信息。在基因选择性激活、转录和翻译过程中任何一个环节的微小错误，将导致细胞异常分化甚至癌变。

一般认为，细胞癌变是细胞去分化的结果，即已分化细胞恢复到未分化状态。因此，癌细胞和胚胎细胞具许多相似的生物学特性。癌细胞除具有其来源细胞部分特性外，主要表现出低分化和高增殖细胞特征。

体内正常细胞分裂增殖的生物学行为受细胞群体调控，须在适当时间和地点减缓或停止增殖。例如，终末分化细胞（成熟血细胞、成熟表皮细胞等）周期延迟，增殖减慢，最后会停止生长和增殖。癌细胞则不遵从这种群体控制基本规律，在体内表现为异常过度增殖，导致生长失控，称为不受控增殖性。在体外培养实验中，不受控增殖特性表现为细胞丧失接触抑制能力。正常细胞在培养瓶中贴壁后以单层膜状扩展方式生长，细胞接触后会停止往接触方向移动，在细胞长满贴附面（融合）后，即失去分裂生长能力，称为接触抑制或密度依赖抑制。癌细胞失去接触抑制能力，在单层细胞融合后仍然不停止生长，增殖细胞爬到邻近细胞表面，继续分裂增殖，形成多层堆积。

正常二倍体细胞培养基中须含一定浓度血清（5%以上）才能分裂增殖，癌细胞在低血清（2%）状态下也能生长，提示癌细胞可能自分泌刺激细胞生长的某些血清因子。正常人类体细胞有一定寿命，在体外培养中传代一般不能超过 50 次，但培养的癌细胞具有"永生性"，即在体外培养条件下可无限次传代生长而不死亡。

癌细胞在体外培养较容易，癌细胞的培养对癌发生机制、癌逆转和抗癌药物的筛选、监测等具有重要的意义。

能由干细胞自我更新的组织和细胞类型更易发生癌变，尤其是上皮组织。据统计，目前人类肿瘤 90% 以上是上皮源性，因上皮包含许多分裂中的干细胞，易于受致癌因素侵袭，发生突变而转化为癌细胞。

临床观察到肿瘤不经治疗而自愈的病例，因此，癌细胞是否可逆转为正常细胞是医学特别关注的问题。目前，已发现在实验条件下，可使畸胎瘤细胞转化为正常细胞，同时实验证明某些癌细胞可被某些药物（如维甲酸、二甲基亚砜、环六亚甲基双乙酰胺等）诱导分化，失去恶性表型特征。例如，维甲酸和小剂量砒霜（As_2O_3）已被用于治疗早幼粒细胞性白血病，发现其作用机制可诱导分化受阻的幼稚粒细胞分化成熟，使早幼粒细胞性白血病在临床得到完全缓解。许多研究证明，癌细胞的诱导分化是可能的，但是，要解决癌细胞的逆转问题，还需对细胞分化及调控详细机制及分化和恶变关系做更深入的、大量的研究工作。

（三）细胞的全能性

细胞全能性是指单个细胞在一定条件下分化发育成为完整个体的能力。植物细胞具全能性已被证实，全能性细胞应具有完整基因组，可表达基因库中任何基因，分化形成该个体任何种类细胞。生殖细胞，尤其是卵细胞是潜在全能性细胞，可进行孤雌生殖；两栖类动物在形成胚泡之前的受精卵和卵裂球，哺乳动物和人类受精卵及八细胞期以前的卵裂球的每个细胞均具全能性。在胚胎发育三胚层形成后，细胞所处微环境和空间位置关系发生变化，细胞分化潜能已有限制，只能向发育为本胚层的组织器官的若干种细胞方向分化，成为具有多能性的细胞。虽然理论上体细胞应具全能性，但研究发现，大多数动物体细胞已"单能化"，虽含有全套基因组，但已有相当程度分化和专一化，不太可能重新再分化发育为一个完整个体，也难以分化成其他类型细胞。体细胞全能性仅保留在少数低等动物中，如水螅体细胞可发育为一个新个体。由"全能"向"多能"，最后到"单能"，是细胞分化的共同规律。大量体外实验研究表明，如将动物体细胞核移植到卵细胞或受精卵胞质中时，此新核的细胞可发育为一个新个体。说明分化成熟的体细胞核，仍然具有保持完整的、在一定条件下可表达的遗传信息。

中国体细胞克隆动物技术

2000年6月，世界上第一、第二例体细胞克隆山羊"元元"和"阳阳"相继在陕西的西北农林科技大学种羊场降生。

2002年10月16日，我国第一头利用玻璃化冷冻技术培育的体细胞克隆牛在山东梁山县诞生，玻璃化冷冻技术是利用体外手段大规模生产奶牛的重要技术之一。

2003年10月8日，我国首例体细胞克隆牛的胚胎移植后代牛"蓓蓓"在山东莱阳农学院降生，它是采用最新玻璃化超快速冷冻技术和超数排卵繁殖的新型克隆牛。

2003年10月30日，我国首批体细胞克隆牛首例自体繁殖后代牛"健健"在山东莱阳农学院诞生，说明我国体细胞克隆牛，具有正常妊娠产犊能力，繁育功能正常。

2004年1月24日，我国首例异体克隆山羊在新疆诞生。

（四）细胞的衰老与死亡

人体内有些细胞在不断地衰老与死亡，如皮肤表面的细胞不断地死亡、脱落，红细胞在随时大量死亡与更新，因此，细胞衰老与死亡是人体新陈代谢的自然现象。

1. 细胞衰老的概念与特征

（1）细胞衰老的概念：细胞衰老是指细胞生命现象循序渐进的退化过程。正常人体成纤维细胞在体外培养条件下，即使条件适宜，其分裂次数也是有限的，在最初期活跃增殖后，就表现出有丝分裂能力逐渐丧失，最终停止分裂而死亡。

1961年，Hayflick和Moorhead报道体外培养的人二倍体细胞表现出明显衰老、退化和死亡过程，若将细胞数以1：2比例连续进行传代，则平均只能传代40～60次，此后细胞逐渐解体并死亡，这一发现很快被其他的研究者证实。研究表明：细胞，至少是培养的细胞，不是不死而是有一定寿命；细胞增殖能力不可能无限而是有限，即著名的Hayflick界限。此外，Hayflick等还发现，动物体细胞在体外可传代次数与物种寿命有关，如寿命为3年的小鼠，其培养细胞在体外传代次数仅12次；而龟的寿命可达200年，细胞可传代140次。且体外培养细胞可传代次数与细胞来源个体的年龄成反比，正常人胚胎成纤维细胞培养时，细胞可在体外条件下传代40～60次，从新生儿到青年取得的细胞，可以传代20～40次，成年人身上的成纤维细胞培养时，只能传代10～30次就死亡。这种在体外培养的细胞增殖传代能力，反映了细胞在体内的衰老状况。因此，许多科学家认为多细胞个体的衰老始于细胞的衰老，对体外培养细胞有限寿命的观察研究，有助于人们了解机体衰老过程某些规律。

在生物体内细胞衰老和死亡是常见现象，机体内总有细胞不断衰老和死亡，同时又有细胞增殖与新生细胞进行补偿。在机体整个生命过程中，新老细胞总在不断地交替。各类细胞寿命很不一样，一般来说能保持持续分裂能力的细胞是不容易衰老的，分化程度高又不分裂的细胞寿命却是有限的。各类细胞的寿命差异很大（表3-3）。

表3-3 成年小鼠各类细胞的寿命

接近或等于动物自身寿命的细胞	缓慢更新（长于30天，短于动物的平均寿命）的细胞	快速更新（少于30天）的细胞
神经元	肾上腺皮质细胞	皮肤表皮细胞
胃酶原细胞	肾皮质细胞	角膜上皮细胞
脂肪细胞	唾液腺细胞	口腔和胃肠道上皮细胞

接近或等于动物自身寿命的细胞	缓慢更新（长于30天，短于动物的平均寿命）的细胞	快速更新（少于30天）的细胞
肌细胞	胰腺腺泡细胞及胰岛细胞	红细胞和白细胞
骨细胞	胃壁细胞	
肾上腺髓质细胞	肝细胞	
肾髓质细胞	皮肤结缔组织细胞	

（2）细胞衰老的特征：细胞衰老过程是细胞生理与生化发生复杂变化的过程，必然反映在细胞形态结构和功能变化上。细胞衰老主要特征如下：①细胞内水分减少；②色素颗粒沉积增多；③细胞器的衰老变化；④化学组成与生化反应的改变，如蛋白质的合成速度下降，细胞内酶活性与含量有所改变等。

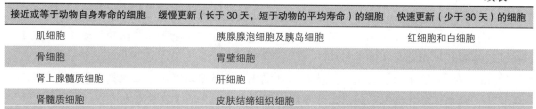

链接

细胞衰老学说

（1）自由基理论：生物氧化过程中产生一些高活性的化合物（自由基）与细胞衰老直接相关，它们能导致细胞结构和功能的改变。

（2）神经免疫网络论：网络结构的组成包括神经系统和免疫系统的器官、组织、细胞及各种介质分子，任何改变网络结构组成成分功能运转的因素，均可引起网络失调并产生老化过程及老年病。

（3）遗传程序论：认为衰老是遗传上的程序化过程，衰老受特定基因控制，一切生理功能的启动和关闭都按一定程序进行。

（4）错误成灾学说：酶蛋白合成的错误引起转录、翻译的错误，异常蛋白质不断积累，造成DNA异常变化和功能降低，经多次循环错误会扩大成灾，最终引起细胞衰老。

2. 细胞死亡的概念、标志及机制

（1）细胞死亡的概念：细胞死亡是指细胞生命现象不可逆转的停止。人体内细胞注定要死亡，有些死亡是生理性，有些死亡是病理性。近年来，研究细胞死亡的相关过程已成为生物学、医学的研究热点。单细胞生物的细胞死亡属于个体死亡，而多细胞生物个体死亡时，并非机体所有细胞都立即停止生命活动。人的心脏停止搏动后，气管上皮细胞还在进行纤毛摆动，皮肤表面细胞可继续存活120小时以上。活体内细胞也并非全都活着，无论青年或老年机体内都存在许多死亡细胞，如红细胞、白细胞和上皮细胞。它们分化成熟后，生存到一定时期即逐渐衰老死亡，即使胚胎体内，也存在大量衰老死亡细胞，如退化中的脊索和中肾管等。

（2）细胞死亡的标志：判断细胞是否死亡，可用形态学改变作为指标，通常认为较可靠细胞学标志是对细胞进行活体染色，常用方法为中性红或台盼蓝染色。中性红染色时活细胞染成红色，死细胞不着色；台盼蓝染色则相反，染成蓝色是死细胞，不着色而透明的是活细胞。判断细胞是否死亡，可用上述形态学改变作为指标，但更重要的依据为细胞是否具有新陈代谢及繁殖能力。在培养细胞中常用与可靠方法为是否还具有形成集落的能力，不能形成集落的细胞必然走向死亡。

（3）细胞死亡的机制：引起细胞死亡的因素有物理、化学因素及病原体侵入等。按细胞死亡特点，目前大致可分为两类：程序性细胞死亡（又称细胞凋亡）和病理性细胞死亡（又称坏死），这是两种截然不同的细胞死亡过程。

细胞的衰老和死亡是细胞生长发育的必然阶段。研究细胞衰老必然为研究机体衰老提供依据，也为预防老年病发病和有效治疗老年病提供理论依据，探索了解细胞衰亡规律，并非是使细胞免于死亡，而是在揭示其规律基础上，研究如何来延缓机体细胞的衰亡过程。

第4节 干 细 胞

考点：干细胞的概念及类型

一 干细胞的概念

人体细胞要经历分裂、生长、分化、衰老和死亡的生理过程。一些组织由不断产生新细胞来补充因分化而衰老、死亡的细胞。组织再生的基础是细胞生长、细胞分裂，这些生理现象都与干细胞分裂有关。

干细胞是一类具有自我更新能力和高度分化潜能的原始未分化细胞，能够无限地增殖分裂，也可在较长时间内处于静止状态，具有形成完整个体的分化潜能或分化成组织器官的潜能。在特定条件下，干细胞可分化成不同功能细胞，形成多种组织和器官。干细胞的自我更新及多功能特点，使其成为组织再生的基础，是机体或组织器官的起源细胞。

二 干细胞的分类

根据干细胞分化潜能可分为全能、多能和专能干细胞。全能干细胞具有形成完整个体的分化潜能，如胚胎干细胞可无限增殖，并分化成为全身上千种细胞类型，并进一步形成机体所有组织、器官。多能干细胞具有分化出多种细胞的组织潜能，却失去发育成完整个体的能力，发育潜能受到一定限制，如骨髓多能造血干细胞可分化出至少12种血细胞，但不能分化出造血系统以外的其他细胞。专能干细胞正常条件下仅产生一种细胞类型，如上皮组织基底层的干细胞。

根据个体发育阶段，干细胞可分为胚胎干细胞和成体干细胞，两者均具有自我复制和更新能力，并能分化成特定细胞类型。胚胎的分化形成和成年组织的再生是干细胞进一步分化的结果。

（一）胚胎干细胞

胚胎干细胞是胚胎发育早期未分化的细胞，具有与早期胚胎细胞相似形态特征，具有正常和稳定的染色体组型，有很强自我更新能力。胚胎干细胞的分化和增殖构成个体发育基础，即由单个受精卵发育成具有各种组织器官的个体。胚胎干细胞是全能的，能在体外无限增殖并长期维持未分化状态，具有分化为几乎全部组织和器官的能力。目前人类胚胎干细胞已成功在体外培养。研究和利用胚胎干细胞是当前生物工程领域核心问题之一。

> **链接**
>
> ## 胚胎干细胞的研究是 21 世纪最具前景的领域
>
> 在 1998 年末，两个研究小组成功培养出人类胚胎干细胞，保持了胚胎干细胞分化为各种体细胞的全能性，使科学家利用人类胚胎干细胞治疗各种疾病成为可能；1999 年 12 月，干细胞研究进展被美国《科学》杂志列入世界十大科学进展之首；2001 年，《科学》杂志再度把干细胞研究列为 2002 年科技领域的六大热门榜首；2003 年，《自然》《科学》杂志分别将老鼠胚胎干细胞中产生出精、卵细胞列为科学进展第 4 和第 7 位，并认为胚胎干细胞和人类基因组将同时成为 21 世纪最具发展和应用前景的领域。
>
> 目前，胚胎干细胞研究对象以小鼠胚胎干细胞为主，如德美医学小组成功在实验鼠体内移植了由胚胎干细胞培养出的神经胶质细胞。密苏里研究人员通过鼠胚胎干细胞细胞移植技术，使瘫痪猫恢复部分肢体活动能力。随着胚胎干细胞研究日益深入，生命科学家对人类胚胎干细胞的了解已迈入一个崭新阶段。

（二）成体干细胞

成体干细胞也称组织干细胞，是在机体内担负着构建某种细胞组织功能的细胞。成体干细胞具有两个基本特性：一是产生新的干细胞并保持增殖潜能，使组织能维持终生更新；二是具有发育为成熟的组织特异性细胞类型的能力，在特定条件下形成新的功能细胞。成年人的许多组织、器官，如表皮和造血系统，具有修复和再生能力，虽然成年人组织、器官中储备的干细胞数量很少，却可在外伤、疾病或老年时，通过分化和增殖维持组织正常功能。干细胞更新和组织修复再生，使组织和器官能够保持生长和衰退的动态平衡。

研究发现，成体干细胞除在特定部位分化形成特异性组织外，同样具有分化成其他细胞或组织潜能。一种组织干细胞有可能转化成另一种组织类型细胞，如骨髓干细胞可转化成肝、肌肉、神经等其他组织类型细胞，说明成体干细胞具有多潜能性，受损组织有可能用体内其他组织干细胞来修复。

在胎儿、儿童或成年人的骨髓、肌肉、神经、上皮、胰腺、肝脏等组织中，均存在成体干细胞，如造血干细胞、间质干细胞、神经干细胞、皮肤干细胞等。造血干细胞是第一种被发现的人类干细胞。在胚胎发育过程中，造血干细胞是从卵黄囊全能间叶细胞分化而来的最原始造血细胞。近年发现脐血含丰富造血干细胞。成人造血干细胞主要分布于骨髓，外周血中也有一定量的造血干细胞。神经干细胞是从神经组织中发现的，在成人体内大多处于静息状态，因神经干细胞须在一些生长因子刺激下，才能维持干细胞特性，因此被称为生长因子维系的神经干细胞。骨髓中除含能分化发育成各种血细胞的造血干细胞外，还含有产生非造血组织的间充质干细胞。在不同理化环境和细胞因子诱导下，它具有分化成为成骨细胞、软骨细胞、脂肪细胞、肌肉细胞甚至神经元细胞等多种分化潜能。在哺乳动物组织中，大约半数以上分化组织由上皮细胞组成，上皮干细胞是存在于上皮组织中，维持新旧更替和组织修复的一类干细胞。

（三）肿瘤干细胞

肿瘤是因细胞异常增生而形成的多余组织，是严重危害人类健康和生命的一种疾病。多年研究表明，肿瘤的产生与遗传密切相关。20 世纪 70 年代，人们观察到肿瘤细胞在增殖和分化等方面，与干细胞具有极为相似的地方，并提出肿瘤是一种干细胞疾病的理论。

肿瘤的研究发现

在长期的肿瘤研究和临床治疗中，人们注意到两个值得关注的现象：一是在恶性肿瘤组织中，并非将每一个癌细胞移植到免疫缺陷的裸鼠体内，都能形成肿瘤，肿瘤形成往往需要 $10^5 \sim 10^6$ 个癌组织的细胞；二是化学药物是治疗恶性肿瘤的有效方法，但总有少量癌细胞依然存活，因而常常引起肿瘤复发。

肿瘤干细胞是指存在于肿瘤组织中具无限增殖能力的细胞，数量虽少，但具有干细胞特征，可持续增殖分化，形成相对成熟的肿瘤细胞，并在肿瘤的生长、侵袭过程中发挥决定性作用，是肿瘤不断生长扩大的根源。目前已在白血病、乳腺癌及脑胶质瘤中证实存在肿瘤干细胞，虽仅占肿瘤细胞的 0.01%，但对放射治疗、化学治疗不敏感，即使 99.99% 肿瘤细胞已被消灭，但 0.01% 细胞却成为肿瘤复发的根本原因。

干细胞的应用

研究干细胞增殖和分化机制的最终目的是应用干细胞治疗疾病。因体外成功培养干细胞，日益显示出对人类健康的潜在价值，有望成为取代患者体内损坏细胞组织及器官的新来源。干细胞在帮助人类了解自身形成过程、认识遗传物质对正常发育过程调控、揭示人类疾病机制等方面显示出巨大的研究价值。

（一）探索人类生长发育的奥秘

人类从一个微小的受精卵发育成胚胎，最终形成成熟个体，是生物界最神秘也是最重要的事件。在子宫内发育的早期胚胎体积很小，在体内研究细胞分化及其机制几乎不可能。干细胞特别是胚胎干细胞具有独特发育全能性，在特定体外培养条件和诱导剂的共同作用下，经若干前体细胞阶段，可分化为神经、肌肉、软骨、血细胞、上皮细胞和成纤维细胞等。对于研究细胞不同发育阶段的基因转录和表达，确定胚胎发育及细胞分化的分子机制，为探索生物体的生长发育奥秘提供重要途径。

（二）用于生产转基因动物

利用干细胞特别是胚胎干细胞作为载体，体外定向改造胚胎干细胞，从而获得稳定满意的转基因胚胎干细胞系，以生产转基因动物，制备各种人类疾病的实验模型。同时，干细胞应用可为新型药理、毒理及药物代谢等提供细胞水平的研究手段，便于找到有效的疾病治疗方法，将极大推动肿瘤、免疫及遗传病等研究应用。

（三）移植治疗的根据

移植治疗已成为治疗疾病重要手段，如器官移植、细胞移植等。因干细胞具有可在体外增殖分化的特性，为移植提供了一种新的干细胞来源，而且有可能在体外"工厂化"大批量生产干细胞，或定向发育为组织和器官，也可利用基因工程技术作为载体实行基因治疗，使组织和器官的移植研究进入新阶段。在临床治疗中，造血干细胞应用最早，通过对完全丧失造血功能的患者输入造血干细胞治疗疾病获得很好的治疗效果。应用角膜上皮干细胞，在体外重建人工角膜上皮组织，使治疗眼表疾病具有可行性，并已取得初步成功。干细胞移植是治疗血液系统疾病、先天性遗传疾病及多发性和转移性恶性肿瘤疾病的最有效方法。

（四）用于肿瘤治疗

肿瘤干细胞是人类认识肿瘤发病机制一大进步。传统肿瘤治疗目的是尽可能杀死所有肿瘤细胞，但实际上大部分肿瘤经一段时间缓解期后又复发。干细胞理论认为肿瘤治疗应针对肿瘤干细胞，真正破坏其细胞增殖能力，才能真正治愈肿瘤。肿瘤干细胞研究将推进肿瘤再生机制探索，同时为肿瘤治疗开辟全新领域。

干细胞不仅是完整细胞，也是生长发育中的多能细胞，生命体是通过干细胞分裂，实现细胞更新及保证持续生长。干细胞研究有助于阐明人体生长发育奥秘，弄清疾病特别是肿瘤发病、复发机制，随着基因、胚胎和细胞工程等各种生物技术快速发展，在未来利用干细胞进行移植治疗，攻克癌症将成为可能。

小结

细胞是生物体的形态结构和生命活动的基本单位。一切生物都由细胞组成（除病毒和类病毒外）。原核和真核细胞两者本质区别是有无完整细胞核。细胞结构包括细胞膜、细胞质和细胞核。

细胞分裂包括原核细胞的分裂（二分裂法）、无丝分裂、有丝分裂、减数分裂四种分裂方式。有丝分裂过程两个重要特征是染色质凝集、纺锤体出现。细胞增殖周期指细胞从上一次分裂结束开始生长到下一次分裂终了所经历的过程。细胞分化包括细胞在时间和空间上两个方面的变化过程，存在于机体的整个生命过程中，细胞的衰老和死亡是细胞生长发育的必经阶段。

干细胞是一类具有自我更新能力和高度分化潜能的原始未分化细胞。胚胎的分化形成和成年组织的再生是干细胞进一步分化的结果。肿瘤干细胞是存在于肿瘤组织中具有无限增殖能力的细胞，在肿瘤形成、生长、侵袭过程中发挥决定性作用。

目标检测

一、名词解释

1. 真核细胞　2. 单位膜　3. 细胞周期
4. 有丝分裂　5. 减数分裂　6. 细胞衰老

二、填空题

1. 在电子显微镜下观察，真核细胞的结构可分为_____和_____。

2. 真核细胞的基本结构包括_____、_____、_____。

3. 细胞膜进行物质运输的主要方式有_____、_____、_____。

4. 细胞从上一次分裂结束开始生长到下一次分裂终了所经历的过程简称为_____。

5. 组织再生的基础是_____、_____。

6. 人体中正常器官、组织的细胞在细胞增殖周期中发生的自分泌物因子增加，生长、分裂失去控制，由此而产生的赘生物称为_____。

7. 单个细胞在一定条件下分化发育成为完整个体的能力称为_____。

8. 一类具有自我更新能力和高度分化潜能的原始未分化细胞称为_____。

9. 根据发育阶段，干细胞可分为_____和_____。

三、选择题（以下每一道题下面有 A、B、C、D、E 五个备选答案，请从中选择一个最佳答案）

1. 1665 年英国人 Robert Hook 观察到的细胞实际上是（   ）
   A. 植物细胞的细胞壁
   B. 死去的动物细胞
   C. 活的植物细胞
   D. 精子
   E. 细菌

2. 下列哪一项不只是真核细胞的结构特征（   ）
   A. 有完整细胞核　　　B. 有核膜
   C. 有核糖体　　　　　D. 有核仁
   E. 有内膜系统

3. 构成细胞膜的主要骨架成分是（   ）
   A. 蛋白质　　　　　　B. 糖类
   C. 类脂分子　　　　　D. DNA
   E. RNA

4. 组成染色质和染色体的主要物质是（   ）
   A. DNA 和 RNA　　　B. 蛋白质和 DNA
   C. 蛋白质和 RNA　　　D. DNA 和脂类
   E. DNA 和糖类

5. 染色质和染色体的关系是（   ）
   A. 两种物质不同时期的两种表现
   B. 两种物质同一时期的两种表现
   C. 同种物质不同时期的两种表现
   D. 同种物质同一时期的两种表现
   E. 两种物质不同时期的同种表现

6. 生物体的形态结构和生命活动的基本单位是（   ）
   A. 线粒体　　　　　　B. 高尔基体
   C. 内质网　　　　　　D. 细胞
   E. 核糖体

7. 细胞生命现象循序渐进的退化过程称为（   ）
   A. 细胞分化　　　　　B. 细胞癌变
   C. 细胞衰老　　　　　D. 细胞死亡
   E. 细胞分裂

8. 细胞死亡的最常用指标是（   ）
   A. 水分减少　　　　　B. 细胞器衰老
   C. 生化的改变　　　　D. 形态学的改变
   E. DNA 变性

9. 研究细胞分化最典型时期是（   ）
   A. 受精卵期　　　　　B. 胚胎期
   C. 婴儿期　　　　　　D. 减数分裂期
   E. 分裂期

10. 下列细胞中能称为干细胞的是（   ）
    A. 卵细胞　　　　　　B. 体细胞
    C. 卵裂期的细胞　　　D. 肝细胞
    E. 上皮细胞

11. 以下属于全能性细胞的是（   ）
    A. 红细胞　　　　　　B. 胚胎干细胞
    C. 上皮干细胞　　　　D. 神经干细胞
    E. 白细胞

四、简答题

1. 请简述原核细胞和真核细胞的区别。
2. 请简述常见细胞器的结构和功能。

（樊丛令　赵　斌）

第4章 生命的延续

生殖是生物体最本质特征之一。生殖是指生命体生长发育到一定阶段，产生与自身相似新个体的现象，物种生命通过生殖得以世代延续。高等生物的生殖首先通过雌雄配子结合成受精卵，再经胚胎和胚后的个体发育，当生物新个体生长发育到性成熟后，又会产生新一代子个体。发育成熟的生物个体则经历生长、发育、衰老、死亡等生命过程。因此，生殖是生物增加个体数量，保障物种生命世代延续和物种进化的必然过程。

第1节 生殖的基本类型

生物的生殖方式包括无性生殖和有性生殖。

一 无性生殖

无性生殖是指未经生殖细胞（雌、雄配子）结合，由母体直接产生子代的生殖方式，主要有以下四种方式。

1. 分裂生殖　一个成熟母体分裂成为两个新个体的生殖方式。两个新个体大小和形状基本相同。分裂生殖是最简单的生殖方式，是细菌、变形虫、眼虫和蓝藻等单细胞生物的生殖方式（图4-1A）。

2. 出芽生殖　亲体在一定部位长出芽体，芽体逐渐长大并与亲体分离，形成与亲体一样的新个体，如酵母菌和水螅等（图4-1B）。

3. 孢子生殖　生命体产生有繁殖或休眠作用的孢子（细胞），每个孢子在适宜环境下直接发育成新个体，是无性生殖中较高级生殖方式。动物中孢子生殖种类不多，如疟原虫。植物中孢子生殖现象较为普遍，如根霉、曲霉、蕨类植物等都是通过孢子生殖方式繁殖后代（图4-1C）。

4. 营养生殖　高等植物体的营养器官（如根、茎、叶），脱离亲体发育成一个新个体，如马铃薯块茎、草莓葡匐茎、柳树扦插等生殖方式。

有性生殖

（一）有性生殖的概念

有性生殖是指通过两性生殖细胞的结合，形成合子，再发育成新个体的生殖方式。

（二）有性生殖的类型

有性生殖以减数分裂为基础。人类精原细胞和卵原细胞均含 46 条染色体，经减数分裂形成的精子和卵细胞染色体数目减半，这时含 23 条染色体，精子、卵细胞结合成合子（受精卵）恢复到 46 条染色体，再发育成新个体。有性生殖常见类型有同配生殖、异配生殖、卵式生殖和单性生殖。

1. 同配生殖　指两个形态、大小相似生殖细胞（同形配子）相互结合的生殖方式。此方式是在低等动植物中普遍存在的一种较简单的有性生殖方式，如藻类和真菌。

2. 异配生殖　指形态、大小不同两个生殖细胞（异形配子）相互结合的生殖方式，如石球藻。

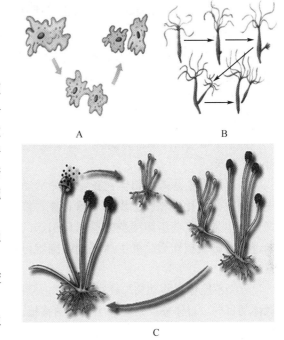

图 4-1　无性生殖的方式

A. 变形虫的分裂生殖；B. 水螅的出芽生殖；C. 根霉的孢子生殖

3. 卵式生殖　指卵细胞与精子结合的有性生殖方式，是包括人类在内的大多数多细胞动植物所特有的一种高级异配生殖方式。

4. 单性生殖　指卵细胞不经受精发育成新个体的生殖方式，亦称孤雌生殖，如蜜蜂（雄蜂）、蚜虫、蒲公英等。

第2节　个体发育

个体发育是指有性生殖生物个体从受精卵开始，经一系列复杂有序变化形成与亲代相似的新个体，再经幼年、成年、衰老、死亡的全部过程。

 胚胎发育

胚胎发育是指受精卵在卵膜内或母体内发育的过程。脊椎动物胚胎发育经历卵裂期、囊胚期、原肠胚期、神经胚期和器官发生期。

 胚后发育

胚后发育是指动物从卵膜孵出或从母体分娩后，经过幼年、成年到衰老、死亡的整个过程。其包括生长、未成熟器官的继续发育、损伤器官的修复、年龄变化的特征表现和自然死亡，即生长、再生、衰老与死亡等过程。

在胚后发育阶段，仍有一些细胞继续分化，如牙的发生、神经系统的继续发育、生殖细胞的分化成熟。变态是指某些动物从幼体发育为成体过程中，在形态结构、生理功能和生活习性等方面发生显著改变的现象。例如，蛙的幼体蝌蚪，生活在水中，用鳃呼吸，有尾，以植物为食，经变态后成为蛙，可适应陆地生活并以食昆虫为主。

（一）生长

生长是指生物从幼体到成体重量增加及体积增大的过程，是胚后发育的主要表现，是同化作用大于异化作用，通过细胞不断分裂，使细胞数目增加而实现。因此，生物个体大小取决于细胞数量多少而不是细胞大小。

（二）再生

再生是指生物体某部分受损、脱落或截除后重新生成的过程。再生可分为生理性和病理性再生两类。

生理性再生是指生物体在正常生命活动过程中某些组织在生理条件下的更新过程，如皮肤表皮、消化道黏膜上皮的脱落补充，红细胞的新旧更替，动物羽毛随季节更换等。病理性再生是指某些组织或器官受损后引起的修复再生，也称创伤后再生或补偿性再生。例如，人肝脏受损伤后，处于休眠期的细胞可迅速分裂而对其进行修复；壁虎尾巴断落后重新生成等。

人类不能像有些动物那样再生器官，但在临床实践中，可通过移植达到治疗创伤、修补机体的目的。自体移植指同一个体内的移植；同种移植指同种生物不同个体间的移植；异种移植指不同种生物个体间的移植。

（三）衰老、死亡与寿命

1. 衰老　指生物体成熟后，随年龄增加，形态结构发生退行性老化的过程。衰老是生物体生命过程不可抗拒的过程，随年龄增长，机体生命活动力逐渐下降，机体维持内环境恒定和对环境适应能力会降低。衰老最终导致死亡。

哺乳动物进入衰老期，机体结构和生理功能表现出一系列特征：毛发变白稀疏、皮肤皱褶、耳聋眼花、牙齿脱落、脊柱弯曲、血管硬化、肺容量降低、代谢率降低、免疫力下降、易发生各种病症等。

引起衰老的原因较复杂，人类衰老除与自身条件有关外，还与社会、环境和心理情绪等影响因素密切相关。随着中国人口老龄化日益突出，目前研究衰老机制和影响因素已成为医学领域热点之一。

2. 死亡　指机体生命活动和新陈代谢的终止，即个体生命终结。自然死亡是指因衰老而发生的生理性死亡；病理性死亡是指疾病造成的死亡；意外死亡是指因机体受机械、化学或其他因素所造成的死亡。死亡是一个过程，医学界将死亡分为濒死期、临床死亡和生物学死亡。

（1）濒死期：指人在临死前挣扎的最后阶段。其是脑干以上神经中枢功能丧失或深度抑制，脑干的功能尚存，但因失去上位中枢神经的控制而处于紊乱状态。患者多有神志不清，随后即出现呼吸困难，心搏减弱，体温、血压下降，意识模糊，大小便失禁，各种反射减弱、迟钝或消失，以及昏迷、抽搐等。最后过渡到临床死亡期。

（2）临床死亡：其标志是各种反射消失，呼吸和心搏停止等，但组织细胞仍进行微弱代谢过程，如果积极复苏抢救，某些患者尚可恢复生命。

（3）生物学死亡：是死亡过程中的最后阶段。此时，自大脑皮质开始整个神经系统及其他器官系统的新陈代谢相继停止，机体生理功能陷于不可恢复状态。因脑死亡不可逆，1968年8月，第22届世界医学大会提出"不可逆脑功能丧失"作为诊断死亡的标准。

3. 寿命　指机体从出生到死亡的时间。人类寿命长短由年龄衡量。自然寿命指人类在进化过程中，相对稳定的平均寿命的最高限度，即寿命极限。资料表明，人类自然寿命可达百岁以上。依据大量哺乳动物寿命调查，认为生物最高寿命为性成熟年龄的8～10倍、为生长期的5～7倍，按人类性成熟年龄11～15岁、生长期20～25岁推算，人类最高自然寿命应为150～175岁，实际绝大多数人都未能达到。中国人均寿命，从20世纪50年代初约33岁已增至1981年67.9岁，近年已达70岁左右。

影响寿命因素包括遗传、环境和心理等。长寿家庭子女一般寿命较长；疾病是导致人类死亡直接原因；社会经济状况、不良生活习惯等对寿命具有消极影响；积极向上情绪和良好心理状态是个体健康长寿的重要积极因素，因心理变化对生理变化会产生重要影响。世界卫生组织曾宣布：每个人的健康与寿命60%取决于自我，15%取决于遗传，10%取决于社会，8%取决于医疗条件，7%取决于气候。所以，要想提高寿命，首先要有健康的身体、良好的心态，同时应保护好人类赖以生存的自然环境。

 发育异常

高等生物从受精卵开始，经过卵裂、囊胚、原肠胚、神经胚、器官发生等一系列复杂有序过程，最终形成成熟个体。这一进程有严格的时间和空间顺序，不仅受遗传物质调控，同时受环境影响。若遗传物质异常或受环境不利影响，都会引起胚胎发育异常。

（一）发育异常的影响因素

引起发育异常有内在和外在因素。内在因素指细胞内遗传物质；外在因素指环境因素，包括外界环境和母体内子宫环境。胎儿致畸10%由环境因素引起，25%由遗传因素引起，65%由环境因素与遗传因素相互作用和不明原因引起。统计数据显示，多数出生缺陷是环境和遗传因素相互作用引起。

（二）发育异常的异感期

从受精卵到正常个体发育过程中，细胞分裂、分化、器官的发生等，都受遗传物质调控，并按时间顺序有序表达。例如，个体发育过程中，受精后2周内胚胎处于分化前期，一定阈值以上理化因素均可引起胚胎死亡，但此阶段对致畸因素不敏感。受精后第3周进入胚胎期，此期主要器官系统形成，三胚层各自生成若干特定组织、器官。受精后约第8周后，除生殖器官外，其他器官、系统已分化完成，外观已形成完整个体。第3～8周是胚胎发育关键期，对致畸因素易感性最强，也称胚胎敏感期或临界期。各种先天性畸形发生都有严格规律性。例如，唇吻合是在受精后第36天，在此之前若受到感染或药物影响，则有发生唇腭裂可能。妊娠第9周直至分娩称为胎儿期，此阶段胎儿各组织分化已基本完成，进入生长阶段，对致畸因素敏感性逐渐降低，此时胎儿生殖器官分化尚未完成，中枢神经系统仍继续分化，仍可能出现形态异常（图4-2）。

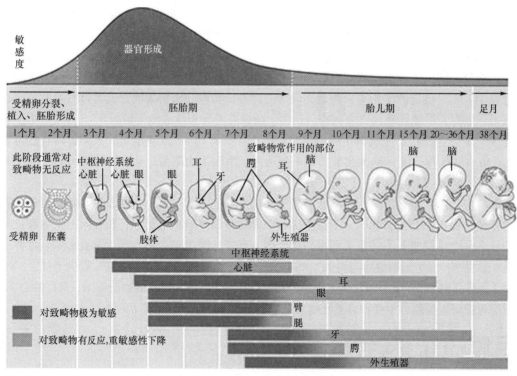

图 4-2　胚胎发育各器官致畸易感期

小结

　　生殖是生命体的基本特征。按生殖方式可分为无性生殖和有性生殖。无性生殖不经过生殖细胞的结合，由母体直接产生出新个体；有性生殖由亲体产生生殖细胞，通过两性生殖细胞的结合，形成合子，再由合子发育成新个体。

　　生物个体发育是从受精卵开始经过一系列复杂有序的变化，形成与亲代相似的新个体，再经幼年、成年、衰老、死亡的全部过程。其可分为胚胎发育和胚后发育两个阶段。

　　胚胎发育是指动物在卵膜内或母体内的发育过程。胚后发育是指动物从卵膜孵出或从母体分娩后经过生长从幼年到成年、再衰老到死亡的整个过程。衰老是不可抗拒的自然规律，死亡是发育的最后结果，寿命受遗传因素、环境因素和心理因素的影响。要想提高人类寿命，需要在医学上对衰老机制及延缓衰老方法进行研究，同时每个人要保护好我们赖以生存的自然环境，并有健康的身体、良好的心态。

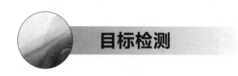

目标检测

一、名词解释

1. 有性生殖　2. 个体发育　3. 胚后发育

二、填空题

1. 脊椎动物胚胎发育经历_____、

_____、_____、和_____。

2.有性生殖常见类型有_____、_____、
_____和_____。

三、选择题（以下每一道题下面有A、B、C、D、E五个备选答案，请从中选择一个最佳答案）

1.用出芽的马铃薯块茎切成小块种植，马铃薯块上会长成新的马铃薯植株，这种繁殖方式是（　　　）

    A.有性繁殖　　　　B.出芽繁殖

    C.分裂繁殖　　　　D.孢子繁殖

    E.营养繁殖

2.羽毛的脱换属于生物的（　　　）

    A.生长　　　　　　B.生理性再生

    C.病理性再生　　　D.衰老

    E.脱离

3.个体发育是从（　　　）

    A.受精卵开始到出生时为止的过程

    B.受精卵开始到性成熟为止

    C.出生时开始到死亡为止

    D.受精卵开始到死亡为止

    E.出生时开始到性成熟为止

四、简答题

1.简述有性生殖类型。

2.胎儿发育异常的影响因素有哪些？

（萨如娜）

第5章　生命的起源与进化

　　46亿年前，地球上出现原始生命雏形，经过漫长进化历程，生物种类由少到多，生物机体结构和功能由简单到复杂，由低级到高级，表现出生物丰富多彩的多样性和复杂多变的适应性。生物起源的神奇历程怎样开始？又如何进化和演进的呢？

第1节　生命的起源

一　生命起源的基本条件

　　地球生命从无到有，经历从非生命物质演变为生命物质的过程，即为生命起源的化学进化阶段。在地球演化早期，原始的大气、能量、海洋为生命起源奠定了基础，这三个基本条件共同作用，诞生了原始生命。

　　（一）原始大气

　　原始大气主要成分包括二氧化碳、氮气、一氧化碳、氨、水蒸气、甲烷、氰化氢、硫化氢和氢气等还原性气体，对合成有机物具有重要意义。

　　（二）原始能量

　　生命物质的合成需要"催化剂"，在原始地球环境下，太阳能、雷电、气体散发释放的热能，是生命物质合成过程中不可或缺的原始能量。

　　（三）原始海洋

　　原始大气中的水蒸气，因地表温度下降，从气态转化为液态，降落到地面，逐渐积累形成原始海洋。原始海洋是生命物质演化的重要场所，而液态水的形成则是生命物质合成的关键。

> **链接**
>
> **米勒模拟实验**
>
> 　　1953年，美国科学家米勒（S. L. Miller）设计了生命起源中化学进化过程的论证实验，该实验模拟原始地球还原性大气中的雷电环境，最终，证明无机物可转化为有机分子。
>
> 　　首先，设计一密闭循环装置，其中，泵入甲烷（CH_4）、氨（NH_3）、氢气（H_2）和水蒸气，用于模拟原始大气环境。然后，在烧瓶内倒入水，模拟原始海洋。接着，给烧瓶加热，

使水变成水蒸气并且在装置中循环，循环的同时管中的电火花放电，模拟原始大气的雷电环境，催化装置中的气体发生反应。最后，管道的冷凝装置将反应物溶于水蒸气并凝集于管底。模拟反应持续 1 周后，检查管中冷凝物质，发现模拟实验共生成 20 余种有机物，其中，11 种氨基酸中有 4 种（甘氨酸、丙氨酸、天冬氨酸和谷氨酸）都是合成生物蛋白质所必需。

 生命起源的主要阶段

依据科学家研究，结合已发现化石证据，生命起源的化学进化过程有近 46 亿年历史，主要分三个阶段：无机物生成有机小分子阶段；有机小分子聚合生成有机大分子物质阶段；多分子体系形成逐步发展为原始生命阶段。

 生物界的进化系统树

生物界进化系统树是指生物分类学家根据生物间亲缘及进化关系远近，把各类生物表示在分枝结构的树状图表上，用来表示物种进化历程的关系图（图 5-1）。在进化系统树中，

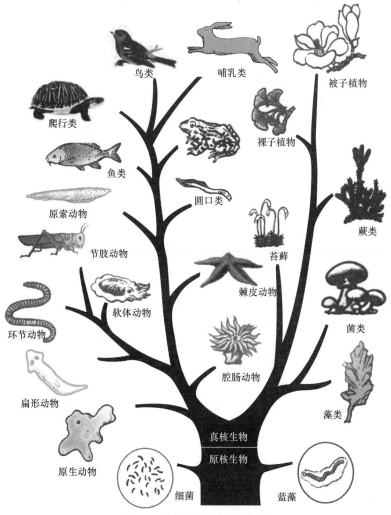

图 5-1 生物界的进化系统树

每个叶子的结点代表一个物种，两个叶子结点之间的最短距离表示两个物种之间差异程度。通过绘制生物进化系统树，可明确总结出生物进化的基本规律：由水生到陆生、由低等到高等、由简单到复杂。

第2节　生物进化的历程

 生物进化的证据

生物进化处于一个漫长发展历程中，众多生物由共同祖先演化而来，彼此间有千丝万缕的亲缘关系。生物进化证据是指能够证明生物亲缘关系的事实，包括古生物学、胚胎学、比较解剖学、生物化学、遗传学、地理分布等多方面证据。

（一）古生物学证据

古生物学研究对象为化石，即经过自然界漫长的作用，在地层中形成和保存的古生物遗体、遗迹、遗物等。生物化石与生物进化密不可分，可提供直接证据。

根据化石和地层结构特点，可将地质史划分为太古代、元古代、古生代、中生代、新生代（表5-1）。比较不同时代不同地层生物化石，可发现地质年代越晚的生物与现存生物的相似度越高，即生物进化按一定时间，顺序出现。

表5-1　地质年代与生物历史对照表

代（界）	纪（系）	距今年代（百万年）	生物的进化		
			开始出现	发展鼎盛	衰亡灭绝
新生代	第四纪	3	人类	人类	
	第三纪	70	现代哺乳类	现代被子植物、现代哺乳类	原始哺乳类
中生代	白垩纪	153	被子植物	被子植物、现代昆虫	大爬行类、古代裸子植物
	侏罗纪	180	原始鸟类	裸子植物、大爬行类	
	三叠纪	225	原始哺乳类	爬行类	种子蕨、木本蕨
古生代	二叠纪	270			三叶虫
	石炭纪	350	原始爬行类、昆虫类、原始裸子植物	种子蕨、两栖类	笔石
	泥盆纪	400	原始两栖类、原始陆生植物（裸子）	裸蕨类、鱼类	无颌类
	志留纪	440	原始鱼类		
	奥陶纪	500	原始陆生动物（多毛类）	海藻、高等无脊椎动物	
	寒武纪	600	软体动物（腕足类）	三叶虫、古杯等	
元古代	震旦纪	1500	原始无脊椎动物、单细胞藻类	原生动物	
太古代		4600	蓝藻、裂殖菌		

（二）胚胎学证据

胚胎学是指研究生物胚胎发育及演化规律的学科。俄国胚胎学家贝尔（K. E. Baer）在研究脊椎动物胚胎发育时发现：各种脊椎动物胚胎发育，早期阶段，从最低等鱼类到最高等人类，发育初期都具有鳃裂和尾，彼此十分相似，不易区别（图 5-2）；发育晚期，除鱼外，其余动物的鳃裂全部消失，人尾巴结构消失，证明最高等人类和其他脊椎动物都起源于用鳃呼吸有尾的水生动物。

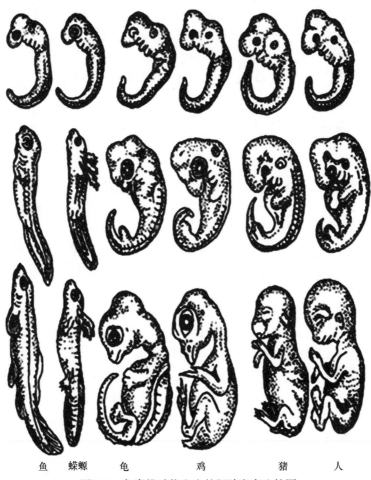

鱼   蝾螈   龟   鸡   猪   人

图 5-2 各脊椎动物和人的胚胎发育比较图

（三）比较解剖学证据

比较解剖学是指用对比方法研究不同种类生物器官的位置、结构、起源的科学。通过研究各种生物的痕迹器官、同源器官、同功器官，可证明生物拥有共同的祖先，且为适应不同生活方式，这些结构演化出不同的形态和功能。

痕迹器官是指生物体上仍然存在，但作用已不大的一些器官，如人类身上退化的体毛、阑尾、尾椎骨等，痕迹器官的对比可验证与其他生物间亲缘关系；同源器官是指起源相同、构造部位相似，但形态功能不同的器官，如鱼类胸鳍、鸟类翅膀、兽类前蹄、人类上肢等；同功器官是指形态功能相似，但起源构造不同的器官，如鸟类、蝙蝠的翅膀和昆虫的翅，都具飞行功能，但结构却完全不同，鸟类、蝙蝠来源于前肢，昆虫来源于胸板和侧板。比较解剖学证据进一步证明各种生物在进化上的同源性。

二 生物进化的历程

（一）动物进化历程

动物的起源发展可分为两个主要阶段。

1. 无脊椎动物阶段　无脊椎动物进化历程分布于约15亿年前震旦纪到4.4亿年前志留纪，主要在海洋中进行。其从最原始单细胞动物开始，逐步分化出较高级多细胞动物，6亿年前寒武纪是无脊椎动物鼎盛时期，此时无脊椎动物种类达到一定规模，之后，昆虫等无脊椎动物的兴起标志着无脊椎动物从水生发展到陆生时代。

2. 脊椎动物阶段　脊椎动物经历从低等到高等发展阶段，分为五个时期：鱼类（水生脊椎动物）、两栖类（水陆两生脊椎动物）、爬行类（陆生脊椎动物）、鸟类和哺乳类时期。

（二）人类进化历程

1. 人类的起源　国际人类学界多年研究认为：人类由1500多万年前，生活在南非热带森林中的森林古猿演化而来，森林古猿作为人类祖先，又逐步演化为500万年前的南方古猿，进一步发展为现代人种。此结论说明，人类起源于远古时代的猿类，与类人猿亲缘关系最密切。比较解剖学证据表明，人体的骨骼、心脏、脑和多个器官都和哺乳动物相似，人类保留的痕迹器官证明人类是从动物界分化而来。

2. 人类进化的几个阶段　一般分为能人、直立人和智人三个阶段（图5-3）。

能人被称作早期猿人，能直立行走，脑容量较大，能制造简易的石砾工具，但牙齿和肢骨很原始，生活在距今175万～200万年前。

直立人为晚期猿人，其脑容量已接近现代人种，已经会有目的地利用石料制作工具，懂得用火照明、取暖等，生活在距今20万～200万年前。1927年，从中国北京房山周口店洞穴内发现北京猿人遗址，北京猿人即为典型直立人代表。

智人阶段分早期智人和晚期智人。早期智人生活在距今10万年至20余万年前，脑容量已达现代人水平，会使用天然火，且能人工取火，还掌握修理石器、制作兽皮衣物的技术。晚期智人生存于约10万年前，其解剖学结构与现代人已基本相同，不仅能使用简单工具，还能修建简单房屋和摩擦生火。晚期智人阶段，现代人种分化形成，并分布到世界各地。

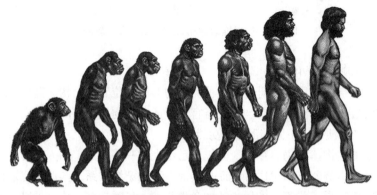

图5-3　人类进化历程

3. 现代人种　距今4万～5万年前，在选择、隔离、迁徙等原因作用下，现代人种性状出现明显特征差异。现代人种可分为黄种人（蒙古人种）、黑种人（尼格罗人种）、白种人（欧罗巴人种）和棕种人（澳大利亚人种）。

第 3 节 生物进化的机制

1809 年，法国生物学家拉马克（J. B. Lamarck）首次提出生物进化的用进废退学说。1859 年，英国自然科学家达尔文（C. R. Darwin）提出自然选择学说，科学解释了生物进化的原因，并被世人普遍接受，成为进化论主流学说。

20 世纪 30 ～ 50 年代，现代达尔文主义进化学说和中性突变学说，极大发展和丰富了达尔文自然选择学说。

链接

达尔文与进化论

查尔斯·罗伯特·达尔文（C.R.Darwin），英国生物学家，生物进化论的奠基人。1831 年，达尔文登上英国海军贝格尔号，进行五年环球科学考察，对世界各地动植物和地质标本，进行了大量观察和采集，航海结束后，整理采集资料，研读有关图书，逐渐形成以自然选择学说为核心的进化论。

1859 年，《物种起源》出版，用大量资料证明：所有生物不是上帝创造，而是在遗传变异、过度繁殖、生存竞争和适者生存中，由简单到复杂，由低等到高等，不断变化发展而来。此学说在欧洲引起巨大反响，恩格斯将"进化论""细胞学说""能量守恒定律"列为 19 世纪自然科学最重要三大发现。

一 达尔文的自然选择学说

达尔文自然选择学说的内容为遗传变异、过度繁殖、生存竞争和适者生存。

（一）遗传变异

遗传是指生物具有保持与亲代相似性状的现象，遗传变异是指除保持亲本的遗传性状外，在一定条件影响下，会在自身结构、功能和习性上发生变异。大部分变异都可遗传，遗传和变异是相互作用的，遗传决定物种稳定，变异通过遗传获得加强。

达尔文把变异分为一定变异和不定变异，一定变异是指同种生物所有个体在相似环境条件下，以同样方式发生变异；不定变异是指在相似环境条件下，同种生物不同个体间性状的差异。

（二）过度繁殖

生物普遍存在很强的繁殖能力，即能够产生大量后代。例如，象是一种繁殖速率很慢的动物，如果一对象一生产仔 6 头，且每头寿命 100 岁，到 750 年以后，这对象的后代就可达 1900 万头。如果将自然界限制生物繁殖的因素忽略不计，那么，任何一种生物将会在短时期内，产生大量后代而占据整个地球。并且过度繁殖是自然选择的前提条件。

（三）生存竞争

生物的繁殖力极强，但其生存环境条件（食物和生存空间）却十分有限，因此，生物会为生存而竞争，即仅有少数个体能够发育成熟并繁殖后代。生存竞争分为生物和自然环境条件的竞争、种内竞争、种间竞争。种内竞争指同种生物个体间的竞争；种间竞争指不同种生物种类个体间的竞争。其中，种内竞争最为激烈，也是生物进化的动力。

（四）适者生存

适者生存（自然选择）是指在生存竞争中，对生存有利的变异个体生存下来，而不利变异的个体被淘汰的过程。微小的有利变异经长期积累成为显著有利变异，可产生新环境下的新种类，从而促进生物由简单到复杂、由低级到高级的进化发展。

达尔文自然选择学说，虽能科学解释生物进化原因及生物多样性和适应性，但限于当时科学理论知识，达尔文进化论尚不能够揭示遗传变异的本质。

 现代达尔文主义进化学说

现代达尔文主义进化学说（综合进化论），由美籍学者杜布赞斯基（T.Dobzhansky）等创立，是达尔文进化论学说的延伸补充。该学说融入生物分类学、古生物学、细胞生物学等多学科新成果，重点结合群体遗传学发展理论，较完善地解释了生物进化的机制。

（一）自然选择决定生物进化的方向

在生物进化过程中，随机发生的基因突变能否继续进化，将受自然选择的影响。不能适应环境的有害突变被消除，而适应环境的有利突变被保留。所以，自然选择决定基因变异的命运，也决定生物进化和物种形成的方向。

（二）种群是生物进化的基本单位

构成物种群体的个体寿命有限，但个体间自由交配和繁殖，将遗传基因传递给了种群，即种群基因库。因而，生物物种形成的基本单位不是个体，而是种群，进化的实质在于种群内基因库的改变和由此导致的生物类型演变。

（三）突变提供进化的原材料，隔离导致新物种形成

突变是生物界普遍存在的现象，是生物遗传变异的主要来源。一个基因可突变为等位基因或复等位基因。生物有性生殖过程中，还将发生基因重组和基因互换。因此，丰富的遗传和变异，使任何种群内都存在足够变异材料，以适应不同环境变化。由此可见，突变为生物进化、新物种形成提供了丰富原材料。

自然选择下群体基因库中基因频率的改变，并不意味着新种的形成，还须通过隔离而实现，隔离指在自然界中，生物不能自由交配或交配后不能产生正常后代的现象。隔离分为空间性地理隔离和遗传性生殖隔离。地理隔离在物种行程中起促进性状分歧的作用，生殖隔离是物种形成的最重要步骤。

 中性突变进化学说

20 世纪 50 年代，随着基因内部构造被揭示，学者们开始从分子水平研究生命的进化机制和生物类群的演化过程。1968 年，日本学者木村资生（M. Kimura）和美国科学家雅克金（J. L. King）等，提出分子水平的中性突变进化理论（中性学说或中性突变的随机漂变理论），此理论认为生物进化与环境选择无关。美国学者金（J. L. Kim）和朱克斯（T. H. Jwkes），通过大量分子生物学实验肯定了此学说，并将该学说称为非达尔文主义。

（一）中性突变

中性突变学说认为，核酸分子结构中的突变并非达尔文进化论中定义的有利或有害突变。

在分子水平上，绝大多数突变不会影响核酸和蛋白质功能，这些突变是对生物个体生存既无利也无害的中性突变，因而分子进化的核心是中性突变。

（二）随机漂变

随机漂变是指当生物体的 DNA 分子出现中性突变时，不会提高也不会降低生活环境对生物体的影响，中性突变将通过群体随机交配，在群体中保存、发展或消失。随机漂变经过日积月累，积少成多，会使同种生物的不同种群间出现巨大差异，进而形成不同物种，即新物种的形成是由无适应性的、无好坏之分的中性突变累积而成，而不是叠加微小的、长期的有利变异。

（三）进化速率

中性突变速率是指蛋白质分子中氨基酸或核酸分子中核苷酸的置换速率，不同分子的置换率将导致不同进化速度。同一分子进化速度在不同物种中相同，对于所有生物几乎都恒定。例如，脊椎动物血红蛋白分子 α 链中氨基酸，每年都以约 10 个氨基酸速度置换，置换速度与环境变化无关。中性突变学说认为，在生物表型水平进化过程中，进化速度有快有慢，而基因水平上的进化速度基本不变，表明进化速度由恒定的中性突变速度决定。

四 其他学说

（一）拉马克学说

拉马克学说认为生物的"内部力量"（即活力）驱动着生物进化，并把进化的原因归于非物质的内在力量。活力论缺乏实际证据，是一种唯心论判断。

该学说的主要观点：①自然界的生物本身存在着内在的"意志力量"，驱动着它们由低等向高等发展变化；②环境变化会引起生物变化，所以环境的多样化才是生物多样化的根本原因；③环境改变还会引起动物生活习性改变，生活习性的改变会使经常使用的某些器官得到发展，而另一些不使用器官将会退化，在环境影响下所发生的定向变异，也就是后天获得的性状，是可以遗传的；④当环境朝一定方向改变时，并在器官的用进废退和获得性遗传共同作用下，使得微小变异逐渐积累，于是生物发生了进化。

（二）直生论

直生论是一种反对自然选择学说的进化理论。其主张生物进化具有方向性，即无论环境条件如何，生物总会沿既定方向进化；决定进化方向的是生物体内的潜在力量，与自然选择无关。

直生论者常用"马的进化"论证观点，认为马在进化过程中身体由小到大，并由多趾到单趾演化是沿既定方向发展。但化石资料显示，马的进化并非直线，而是发生过分支，自然选择学说也完全能够合理解释马的进化过程，因此，"直生论"所说的"内在动力"根本找不到支撑的实际证据。

（三）新拉马克主义与新达尔文主义

20 世纪初，荷兰植物学家德弗里斯（Hugo de Vries），在研究月见草属的变异情况时提出"突变产生物种"的突变论，以反对渐变论。许多遗传学家因此否定了拉马克的内在动力概念，但依然支持后天获得性遗传，并坚信这是进化的主要因素。

20 世纪 50 年代，苏联植物学家米丘林提出米丘林学说，强调生物在环境直接影响下可以定向变异，并能获得性遗传，此观点被称为新拉马克主义。

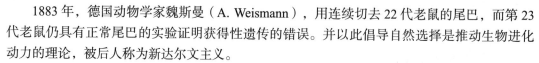

1883年，德国动物学家魏斯曼（A. Weismann），用连续切去22代老鼠的尾巴，而第23代老鼠仍具有正常尾巴的实验证明获得性遗传的错误。并以此倡导自然选择是推动生物进化动力的理论，被后人称为新达尔文主义。

（四）间断平衡论

1972年，美国古生物学家埃尔德雷奇（N. Eldredge）和古尔德（S. J. Gould）提出的间断平衡论认为：①新物种是通过线系分支产生，且只能以跳跃方式快速形成；②新物种形成后就处于保守或进化停滞状态，直到下一次物种形成事件发生之前，表型上都不会发生变化；③生物进化过程是始终跳跃与停滞相间，不存在匀速、渐变的进化。

拉马克学说、直生论、新拉马克主义和新达尔文主义、间断平衡论等，都是解释生物进化机制过程中，众多学说中较为代表性的理论，在探讨生命进化本质上都做出了各自的贡献。

小结

原始大气、原始能量、原始海洋共同作用促使了生命的起源，其过程经历了三个阶段：无机物生成有机小分子；有机小分子聚合生成有机大分子物质；多分子体系形成逐步发展为原始生命。

在进化过程中，各种各样的生物都是由共同的祖先发展而来，多方面的证据表明，生物起源于非生物。人类也是从生物界进化而来，现代人类经过了大致四个阶段的发展演化而来。

达尔文的生物进化论以自然选择学说为核心，主要观点为遗传变异、过度繁殖、生存竞争、适者生存。现代达尔文主义加入了种群是生物进化的基本单位、突变提供进化的原材料、隔离导致新物种形成的观点，是达尔文进化论的延伸和发展。中性突变学说认为分子进化的核心是中性突变，而随机漂变可导致新物种的产生。

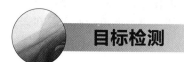

目标检测

一、名词解释

1. 同源器官　2. 遗传漂变　3. 进化系统树

二、填空题

1. 生命起源的基本条件包括_____、_____、_____。

2. 人类起源发展的几个阶段主要有_____、_____、_____。

3. 生命起源的主要阶段有_____、_____、_____。

4. 达尔文自然选择学说的主要内容包括_____、_____、_____、_____。

三、选择题（以下每一道题下面有A、B、C、D、E五个备选答案，请从中选择一个最佳答案）

1. 原始大气中没有以下哪种成分（　　　）
A. 一氧化碳　　　　　　B. 氧气
C. 水蒸气　　　　　　　D. 二氧化碳
E. 硫化氢

2. 下列选项是同源器官的为（　　　）
A. 狗的前肢和鱼的尾鳍
B. 昆虫的翅和鸟类的翅

C.人的手和牛的后蹄

D.鱼的胸鳍和人的腿

E.人的手和蝙蝠的翅

3.脊椎动物从低等到高等的进化顺序是

（　　）

A.鱼类、两栖类、爬行类、鸟类、哺乳类

B.两栖类、爬行类、鱼类、鸟类、哺乳类

C.爬行类、鱼类、两栖类、哺乳类、鸟类

D.鱼类、两栖类、鸟类、爬行类、哺乳类

E.鱼类、爬行类、两栖类、鸟类、哺乳类

4.生物进化的基本单位是（　　）

A.种类　　　　　B.种群

C.个体　　　　　D.细胞

E.物种

5.分子进化的核心是（　　）

A.有利突变　　　B.有害突变

C.中性突变　　　D.基因突变

E.点突变

四、简答题

1.请简述达尔文自然选择学说的主要观点。

2.请列举生物进化机制的学说种类。

（毛伟国）

第6章 遗传的基本规律

　　动植物、微生物和人类的每一亲代都按自身模式繁衍后代，子子孙孙，生生不息。"种瓜得瓜，种豆得豆"，子代保持亲代基本特征，再传给下一代。遗传是指亲代通过生殖产生与亲代相似新个体的现象。遗传保持了物种性状的稳定性，亲代性状能否在下一代表现，由基因按一定遗传规律所控制。遗传三大定律，即分离定律、自由组合定律、连锁与互换定律，揭示了生物界遗传现象（人类性状和疾病）的普遍原理，是研究医学遗传学的科学依据。

第1节　分离定律

　　孟德尔以豌豆为实验材料，利用杂交实验方法研究生物性状遗传规律，首次确定了生物性状通过遗传因子（现称为基因）传递，最先发现遗传因子在世代相传中的遗传规律，总结提出了分离和自由组合定律，奠定了遗传学的科学基础。

> **链接**
>
>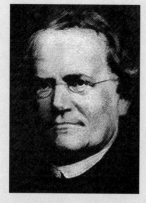
>
> 图6-1　孟德尔
>
> **孟德尔——遗传学之父**
>
> 　　孟德尔（G. J. Mendel, 1822－1884），奥地利遗传学家，神职人员，遗传学的奠基人（图6-1）。
>
> 　　孟德尔出生于奥地利贫农家庭，后在修道院任职。1856～1864年，他在修道院的苗圃中进行了8年豌豆杂交实验，于1865年在布尔诺自然科学研究协会上报道了研究结果。1866年又在该会会刊上发表《植物杂交实验》论文。在论文中提出遗传因子及显性性状、隐性性状等重要概念，并阐明其遗传规律，后人称之为孟德尔定律。孟德尔在进行植物杂交实验时，还从事植物嫁接、养蜂及气象观测等研究。

考点：性状、相对性状、等位基因、表型、基因型等概念

遗传学常用术语及符号

（一）常用术语

1. 亲本　在杂交实验中雄性和雌性个体的总称。

2. 子一代　亲本的第一代，依次类推为子二代、子三代等。

3. 性状　生物所具有的形态结构及生理生化等特征的总称，如豌豆种子形状、人类血型等。

4. 相对性状　生物同一性状的相对差异。例如，豌豆种子形状分为圆滑与皱缩；羊毛颜色分为白色与黑色；人类眼皮形状分为单眼皮与双眼皮等。

5. 显性性状　在杂合子表现出来的亲本性状。

6. 隐性性状　在杂合子未表现出来的亲本性状。

7. 性状分离　亲本相对性状在子二代不同个体分别表现的现象。

8. 等位基因　位于同源染色体相同位点上不同形式的一对基因，控制一对相对性状的表达，如 A 和 a。

9. 显性基因　控制显性性状的基因，通常用大写英文字母表示，如 A。

10. 隐性基因　控制隐性性状的基因，通常用小写英文字母表示，如 a。

11. 表型　生物某一性状的具体表现形式，如豌豆种子的圆滑、子叶的黄色等。

12. 基因型　生物某一性状的基因组成，如 RR、Rr 等。

13. 纯合子　由相同基因组成的个体（纯合体），如 AA、aa。

14. 杂合子　由不同基因组成的个体（杂合体），如 Aa。

15. 测交　杂合子与隐性纯合亲本杂交，测定杂合子基因型的方法（回交）。

（二）常用符号

遗传学常用符号如图 6-2 所示。

P —— 亲本	× —— 杂交
F_1 —— 子一代	F_2 —— 子二代
⊗ —— 自交	G —— 生殖细胞(配体)
♂ —— 雄性个体	♀ —— 雌性个体

图 6-2　遗传学常用符号

二 性状的分离现象

> **链接**
>
> ### 人的相对性状
>
> 生物的遗传变异现象通过具体性状而表现。动植物及人类所有性状都由基因决定，同一性状在不同个体间表现出来的相对差异就是相对性状。例如，人的有酒窝和无酒窝（图6-3）；有耳垂和无耳垂；双眼皮和单眼皮；能卷舌和不能卷舌；右利手和左利手；干耳垢和湿耳垢；有 V 形发际和无 V 形发际等。

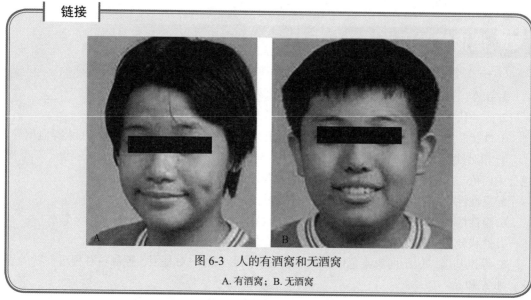

图 6-3 人的有酒窝和无酒窝
A. 有酒窝；B. 无酒窝

豌豆是闭花、自花授粉植物，在自然状态下，完全自花授粉（图 6-4），因而每种性状都是纯种。人为杂交实验中，在豌豆自花授粉前，人工去掉母本雄蕊，用父本花粉对母本进行异花授粉（图 6-5）。

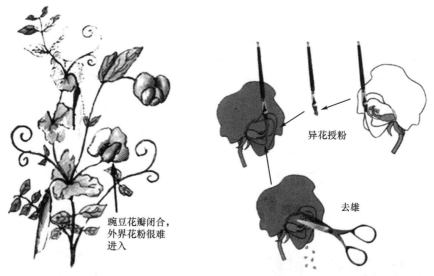

豌豆花瓣闭合，外界花粉很难进入

异花授粉

去雄

图 6-4 豌豆是严格的自花授粉植物　　　图 6-5 豌豆的杂交实验示意图

孟德尔分别选用 7 对不同性状豌豆品种进行杂交实验，7 对相对性状中，每对性状互为相对性状，无中间性状，观察相对性状在杂交后代中的传递规律。七对相对性状如图 6-6 所示。

孟德尔将纯种圆滑豌豆和纯种皱缩豌豆杂交，不论用哪一种做父本或母本，子一代（F_1）全部为圆滑豌豆种子。杂合子中表现出的亲本性状称为显性性状，如圆滑豌豆种子；杂合子中不表现出的亲本性状称为隐性性状，如皱缩豌豆种子。

子一代（F_1）圆滑杂种豌豆进行自交，所产生子二代（F_2）共 7324 粒种子。孟德尔对杂交实验结果应用统计学方法分析，发现子二代出现了性状分离，其中，圆滑豌豆种子 5474 粒，皱缩豌豆种子 1850 粒，圆滑与皱缩数目比例约 2.96 ∶ 1，比例接近 3 ∶ 1（图 6-7）。孟德尔按上述方法对 7 对相对性状分别进行杂交实验，统计子二代植株显性与隐性性状之间的比例，结果都十分相似，总体比例呈现出 3 ∶ 1 的规律性现象（图 6-6）。

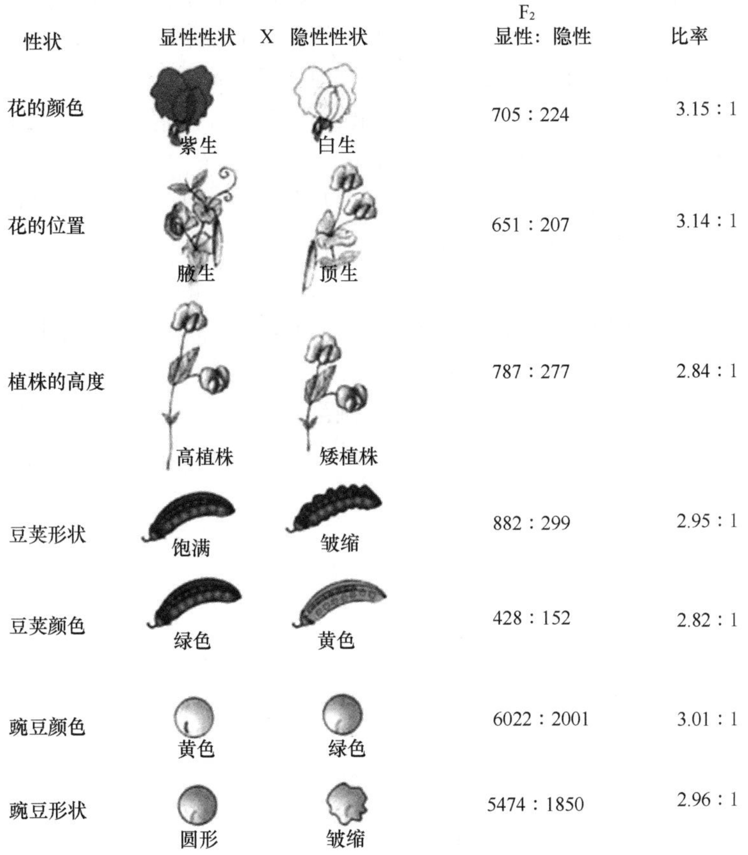

性状
显性性状 X 隐性性状
F_2
显性：隐性
比率
花的颜色
紫生
白生
705∶224
3.15∶1
花的位置
腋生
顶生
651∶207
3.14∶1
植株的高度
高植株
矮植株
787∶277
2.84∶1
豆荚形状
饱满
皱缩
882∶299
2.95∶1
豆荚颜色
绿色
黄色
428∶152
2.82∶1
豌豆颜色
黄色
绿色
6022∶2001
3.01∶1
豌豆形状
圆形
皱缩
5474∶1850
2.96∶1

图 6-6 豌豆七对相对性状及杂交实验结果

P
圆滑
×
皱缩
♀
♂
F_1
圆滑
⊗
F_2
圆滑
(5474)
皱缩
(1850)
比例
3
:
1

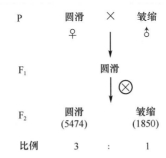

图 6-7 圆滑豌豆与皱缩豌豆杂交示意图

三 分离定律的实质

如何解释上述实验现象与结果呢？孟德尔认为遗传性状由成对遗传因子决定。在生殖细胞形成过程中，随着同源染色体的分离，成对的两个遗传因子彼此分离，分别进入不同生殖细胞中，形成两种数量相等的生殖细胞。受精时，不同因子的生殖细胞随机结合形成受精卵，基因又恢复为成对状态。

如果以 R 代表豌豆种子的圆滑基因，r 代表豌豆种子的皱缩基因，亲本圆滑豌豆是纯合子，基因型为 RR，皱缩豌豆也是纯合子，基因型为 rr。在生殖细胞形成过程中，成对基因彼此分离，圆滑豌豆的生殖细胞全部含 R 基因，皱缩豌豆的生殖细胞全部含 r 基因。雌雄生殖细胞随机受精，受精卵含成对基因 Rr。因圆滑基因 R 对皱缩基因 r 为显性，所以，F_1（Rr）豌豆种子全部为圆滑。F_1（Rr）在形成生殖细胞时，R 与 r 基因相互分离，一半含 R 基因，一半含 r 基因。在雌雄生殖细胞随机受精中，F_2 将会出现 RR、Rr、rr 三种基因组合形式，又因 R 对 r 为显性，所以，F_2 中圆滑和皱缩的比例为 3∶1（图 6-8）。

为验证 F_1 细胞中是否存在等位基因 R 与 r，以及在减数分裂过程中，R 与 r 是否彼此分离，分别进入到不同生殖细胞中，孟德尔设计了著名的测交试验。

测交指将杂合体与隐性纯合体杂交，以测定杂种基因组合的方法。

F_1 杂合子（Rr）在形成生殖细胞时，R 和 r 基因彼此分离，形成两类数量相等的生殖细胞（R 和 r），隐性亲本形成一种只含 r 的生殖细胞。雌雄生殖细胞随机受精后，将形成基因型为 Rr 与 rr 两种数量相等的受精卵，分别表现为圆滑和皱缩的豌豆种子，比例约 1∶1，测交结果与预期设想完全一致（图 6-9）。从而，验证了孟德尔所假设的遗传性状由成对遗传因子决定的真实性。

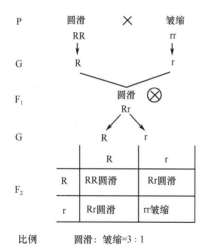

图 6-8　圆滑豌豆与皱缩豌豆遗传分析示意图

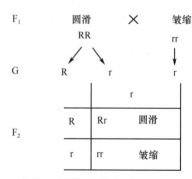

图 6-9　子一代圆滑豌豆测交示意图

四　分离定律的应用条件与细胞学基础

考点：分离定律的内容；分离定律的细胞学基础和实质

孟德尔分离定律：在杂合子细胞中，位于一对同源染色体相同位置上的一对等位基因，各自独立存在，互不影响；在形成生殖细胞时，等位基因随同源染色体的分离，分别进入不同生殖细胞，即孟德尔第一定律。

分离定律适用于同源染色体上一对等位基因控制的一对相对性状的遗传。

在人类单眼皮和双眼皮的遗传中，双眼皮是显性性状，由显性基因 A 控制；单眼皮是隐性性状，由隐性基因 a 控制。如果有一对夫妇均是双眼皮（基因型是 Aa），其子女中能否出现单眼皮？

由图 6-10 可见，后代双眼皮概率为 3/4，单眼皮为 1/4，双眼皮与单眼皮比例为 3：1。

分离定律的细胞学基础是减数分裂中同源染色体的分离。分离定律的实质是等位基因的分离（图 6-11）。

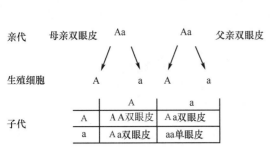

图 6-10 双眼皮杂合子之间的基因婚配示意图

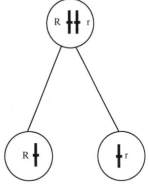

图 6-11 等位基因彼此分离示意图

第 2 节 自由组合定律

分离定律适用于一对等位基因控制一对相对性状的遗传规律，在此基础上，孟德尔进一步研究两对或两对以上相对性状，提出了基因的自由组合定律。

一 性状的自由组合现象

孟德尔选择黄色圆滑（双显性）与绿色皱缩（双隐性）两个纯合亲本进行杂交，无论哪一个做父本或母本，杂交种子 F_1 都是黄色圆滑。当 F_1 植株闭花、自花授粉，F_2 结出 556 粒种子，出现四种表型：黄色圆滑（315 粒）、黄色皱缩（101 粒）、绿色圆滑（108 粒）、绿色皱缩（32 粒），四种表型的数量比例约 9：3：3：1（图 6-12）。

在 F_1 中，种子颜色全为黄色，无绿色，表明黄色为显性（用 Y 表示），绿色为隐性（用 y 表示）。种子形状全为圆滑，无皱缩，表明

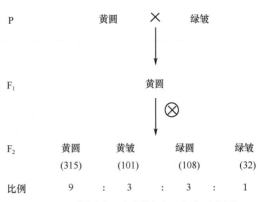

图 6-12 黄圆豌豆与绿皱豌豆杂交示意图

圆滑为显性（用 R 表示），皱缩为隐性（用 r 表示）。F_1 基因型为 YyRr。在 F_2 中黄色和绿色比例为 3：1，圆滑和皱缩比例为 3：1，表明黄色和绿色、圆滑和皱缩两对不同的等位基因都受分离定律制约。在 F_2 中，除出现亲本类型的黄圆和绿皱，还出现了重新组合类型黄皱

和绿圆，四种类型之间的比例约为 9 ∶ 3 ∶ 3 ∶ 1。

二 自由组合定律的实质

孟德尔假设说明上述实验结果：亲本黄圆的基因型为 YYRR，只产生一种类型的生殖细胞（基因型 YR）；亲本绿皱的基因型为 yyrr，也只产生一种类型的生殖细胞（基因型 yr）。两亲本受精后，F_1 基因型为 YyRr，表现为黄圆。F_1 形成生殖细胞时，等位基因分离，非等位基因自由组合，形成四种数量相等的雌雄生殖细胞：YR、Yr、yR、yr，其比例是 1 ∶ 1 ∶ 1 ∶ 1。雌雄生殖细胞随机受精后，F_2 有 9 种基因型，4 种表型，表型成 9 ∶ 3 ∶ 3 ∶ 1 的比例（图6-13）。从图 6-13 可以看出，一对性状的分离与另一对性状的分离是相互独立的。在其后代中，这些性状之间又是可以自由组合的。

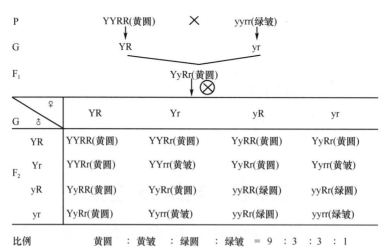

图 6-13　黄圆豌豆与绿皱豌豆杂交的遗传分析示意图

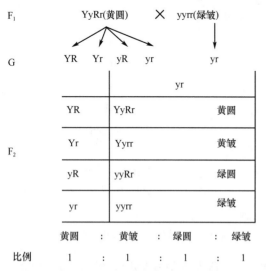

图 6-14　子一代黄圆豌豆测交示意图

为验证基因自由组合假设真实性，孟德尔用杂种 F_1 和绿皱亲代进行测交。根据自由组合假说，杂种 F_1（YyRr）形成生殖细胞时，将产生四种数量相等的生殖细胞：YR、Yr、yR、yr，绿皱亲代只产生一种生殖细胞 yr。其雌雄生殖细胞随机受精后，将形成 YyRr、Yyrr、yyRr、yyrr 四种基因型，且数量相等。四种表型黄圆、黄皱、绿圆、绿皱之间的比例为 1 ∶ 1 ∶ 1 ∶ 1。实验结果与预期假设完全一致，从而验证了孟德尔自由组合定律的真实性（图6-14）。

三 自由组合定律的应用条件与细胞学基础

考点：自由组合定律的内容；自由组合定律的细胞学基础和实质

孟德尔自由组合定律：位于非同源染色体上两对或两对以上基因，在形成生殖细胞时，同源染色体上等位基因彼此分离，非同源染色体上基因可以自由组合，分别形成不同基因型的生殖细胞，即孟德尔第二定律。

孟德尔自由组合定律适用于非同源染色体上，两对或两对以上基因控制的性状遗传。例如，人类褐色眼受显性基因 A 控制，蓝色眼受隐性基因 a 控制；双眼皮受显性基因 B 控制，单眼皮受隐性基 b 控制；两对等位基因各自位于一对同源染色体上。如果一个家庭中双亲基因型皆为 AaBb，其子女中可能出现哪些性状呢（图 6-15）？

亲代		褐色眼双眼皮 AaBb		×		褐色眼双眼皮 AaBb	
生殖细胞		AB Ab aB ab				AB Ab aB ab	

♀配子 / ♂配子	A B	A b	a B	a b
A B	A A B B 褐色眼 双眼皮	A A B b 褐色眼 双眼皮	A a B B 褐色眼 双眼皮	A a B b 褐色眼 双眼皮
A b	A A B b 褐色眼 双眼皮	A A b b 褐色眼 单眼皮	A a B b 褐色眼 单眼皮	A a b b 褐色眼 单眼皮
a B	A a B B 褐色眼 双眼皮	A a B b 褐色眼 双眼皮	a a B B 蓝色眼 双眼皮	a a B b 蓝色眼 双眼皮
a b	A a B b 褐色眼 双眼皮	A a b b 褐色眼 单眼皮	a a B b 蓝色眼 双眼皮	a a b b 蓝色眼 单眼皮

图 6-15 两个杂合型褐色眼双眼皮者的基因婚配示意图

子女中将出现褐色眼双眼皮、褐色眼单眼皮、蓝色眼双眼皮和蓝色眼单眼皮四种表型，比例为 9∶3∶3∶1。

自由组合定律的细胞学基础是在减数分裂中，同源染色体分离，非同源染色体的自由组合。自由组合定律的实质是等位基因分离，非等位基因的自由组合（图 6-16）。

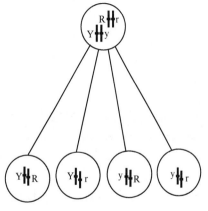

图 6-16 等位基因自由组合示意图

第 3 节　连锁与互换定律

人类正常体细胞含 23 对染色体，控制人类性状的基因约 4 万余，在一对同源染色体上可分布上千个基因，这些基因将伴随同源染色体而共同移动，从而，表现出两对或两对以上等位基因位于一对同源染色体上的遗传现象。

20 世纪初，美国生物学家摩尔根以果蝇为实验材料，通过果蝇杂交实验，不仅证实了孟德尔遗传定律的正确性，还揭示了遗传学第三个基本定律，即连锁与互换定律。

> **链接**
>
> ## 摩尔根——现代遗传学之父
>
>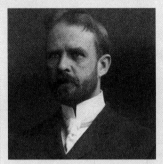
>
> 图 6-17　摩尔根
>
> 摩尔根（T. H. Morgan 1866—1945），美国生物学家与遗传学家，现代实验生物学奠基人（图 6-17）。
>
> 摩尔根毕生从事胚胎学和遗传学研究，先后发现了伴性、连锁、交换及不分开现象等遗传规律。其中，最负盛名的是以果蝇为实验材料进行的遗传学研究，在大量杂交实验基础上，提出了连锁与互换定律。摩尔根在孟德尔定律基础上，创立了现代遗传学著名的"基因学说"，提出了染色体遗传理论等。1933 年，摩尔根获诺贝尔生理学或医学奖，以表彰其创立染色体遗传理论的杰出成就。

一　完全连锁

野生果蝇为灰身长翅类型，黑身残翅为实验室突变类型。灰身（B）对黑身（b）是显性，长翅（V）对残翅（v）是显性。灰身长翅（BBVV）和黑身残翅（bbvv）的果蝇杂交，F_1 是灰身长翅杂合子（BbVv）。

用 F_1 灰身长翅（BbVv）雄果蝇和黑身残翅（bbvv）雌果蝇测交，实验结果得到灰身长翅（BbVv）和黑身残翅（bbvv）两种类型，比例是 1：1。

摩尔根认为：基因 B 和 V 位于一条染色体上，基因 b 和 v 位于另一条染色体上。在精子形成过程中，因同源染色体彼此分离，含 B 和 V 的染色体与含 b 和 v 的染色体，各自分离到两个子细胞中，这两种精子分别与卵细胞受精后，其后代只能是灰身长翅（BbVv）和黑身残翅（bbvv）两种类型（图 6-18）。此遗传方式有别于自由组合定律。

连锁是指位于一对同源染色体上两对或两对以上的等位基因共同遗传的现象，又称完全连锁。目前发现，完全连锁现象在生物界不常见，除雌家蚕与雄果蝇之外，常见的都是不完全连锁遗传。

二　不完全连锁

当用 F_1 灰身长翅（BbVv）雌果蝇和黑身残翅（bbvv）雄果蝇测交时，F_2 虽然出现了灰身长翅、灰身残翅、黑身长翅、黑身残翅四种类型，但与自由组合测交实验的 1：1：1：1 比例不同，大部分（83%）为亲本组合类型，少部分（17%）为重新组合类型，其中，灰身长翅占 41.5%，黑身残翅占 41.5%，灰身残翅占 8.5%，黑身长翅占 8.5%。

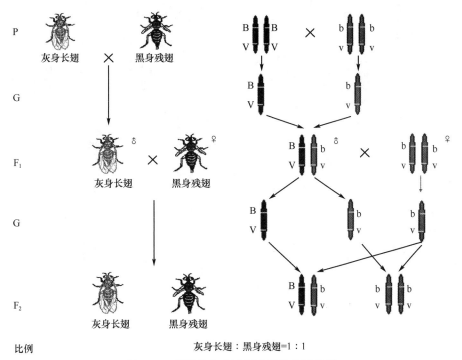

图 6-18 果蝇的完全连锁遗传分析示意图

摩尔根认为：在 F_1（BbVv）雌果蝇产生卵子时，基因 B 和 V 连锁在一条染色体上，基因 b 和 v 连锁在另一条染色体上，因同源染色体的非姐妹染色单体发生了交叉与互换，产生四种类型卵子（BV、bv、Bv、bV），与精子（bv）受精后，形成 BbVv、bbvv、Bbvv、bbVv 四种类型后代。其中，灰身长翅（BbVv）占 41.5%，黑身残翅（bbvv）占 41.5%，灰身残翅（Bbvv）占 8.5%，黑身长翅（bbVv）占 8.5%，其特征为亲本组合类型远大于重新组合类型：（灰身长翅＋黑身残翅）83%＞＞（灰身残翅＋黑身长翅）17%（图 6-19）。

不完全连锁是指因交叉互换发生基因重组，后代中亲本组合类型远大于重新组合类型的遗传现象。

 连锁与互换定律的应用条件

考点：连锁与互换定律的内容

位于一对同源染色体上的两对或两对以上不同基因共同传递的现象称为连锁；同源染色体上等位基因间发生交叉交换，导致连锁基因发生重新组合的现象称为互换。以上即摩尔根连锁与互换定律，遗传学第三定律。

生物界中，连锁与互换现象普遍存在。因此，分析动植物和人类的两对或两对以上相对性状的遗传，且控制两对或两对以上相对性状的基因位于一对同源染色体上时，可运用连锁与互换定律进行分析。红绿色盲和甲型血友病都是 X 连锁隐性遗传病，其致病基因都位于 X 染色体上（Xq28），呈连锁关系。

如果父亲是红绿色盲，母亲表型正常，婚后生育两个孩子，其中，女儿是红绿色盲，儿子患甲型血友病，请问：此夫妇再次生育孩子的发病风险怎样？

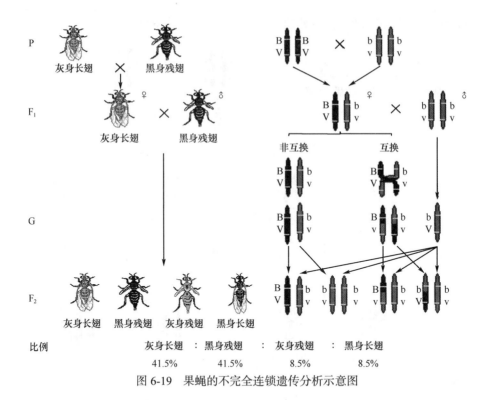

图 6-19　果蝇的不完全连锁遗传分析示意图

已知红绿色盲基因和甲型血友病基因之间交换律为 10%，且色盲基因 b 和甲型血友病基因 h 分别位于两条 X 染色体上。

红绿色盲基因用 b 表示，甲型血友病基因用 h 表示。由女儿为红绿色盲可判断母亲是红绿色盲携带者；从儿子患甲型血友病判断，母亲又是甲型血友病携带者，因母亲形成卵细胞过程中，X 染色体上此两对致病基因间发生了交换，互换率 10%，从而可产生 4 种不同类型卵子；父亲可产生两种精子，精卵结合情况如图 6-20 所示。

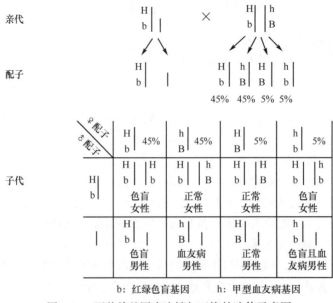

图 6-20　两种单基因病连锁与互换的遗传示意图

此夫妇所生育后代中，女儿，50% 正常，50% 患红绿色盲；儿子，5% 正常，45% 患甲型血友病，45% 患红绿色盲，5% 同时患两种病。

四 连锁与互换定律的细胞学基础

考点：连锁与互换定律的细胞学基础和实质

互换定律的细胞学基础是在减数分裂时同源染色体的联会和同源非姐妹染色单体之间的交叉交换。互换定律的实质是同源非姐妹染色单体间发生交换，使等位基因的位置发生互换而产生基因重排（图 6-21）。

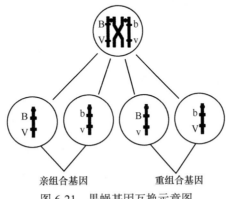

亲组合基因　　　重组合基因

图 6-21　果蝇基因互换示意图

五 互换率

互换率指杂交子代中重组合类型数占全部子代总数的百分率。

互换率（%）= 重组合类型数 / （重组合类型数 + 亲组合类型数）× 100%

通常情况下，同一条染色体上两对等位基因之间距离越远，发生交换的概率就越大；反之，距离越近，互换的概率越小。因此，互换率可反映两个基因在同一条染色体上相对距离。

根据互换率，可将一条染色体上两个基因之间的相对位置及排列顺序推测出来，用此方法绘制的图形称为基因连锁图。以厘摩（cM）为连锁图中距离单位来衡量，即 1cM=1% 互换率。如 a、d、f 三个基因均位于一条染色体上，实验测得，f 和 a 之间互换率是 43%，a 和 d 之间互换率是 13%，f 和 d 之间互换率是 56%，因此，三个基因之间的遗传图距分别为 43 cM、13 cM、56 cM，推测它们在染色体上相对应位置是 f-a-d，呈直线排列（图 6-22）。

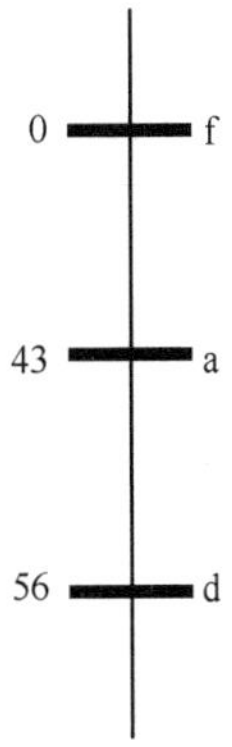

每一生物体都具有众多的基因数量，每一条染色体上携带有许多基因。

连锁群指位于同一条染色体上的多个基因，彼此连锁共同构成的一个遗传单位。通常情况下，二倍体生物所具有的连锁群数与体细胞染色体对数相对等。例如，豌豆有 7 对染色体，可形成 7 个连锁群；果蝇有 4 对染色体，可形成 4 个连锁群；人类有 23 对染色体，其中 22 对常染色体可形成 22 个连锁群，而 X 和 Y 染色体可各自构成一个连锁群，因此，人类可形成 24 个连锁群。

图 6-22　基因连锁图的绘制方法示意图

小结

分离定律指一对等位基因控制的一对相对性状的遗传；自由组合定律指控制两对或两对以上相对性状的基因位于非同源染色体上的遗传；连锁与互换定律指控制两对或两对以上相对性状的基因位于一对同源染色体上的遗传。

遗传基本概念包括性状、相对性状、显性性状、隐性性状、等位基因、显性基因、隐性基因、表型、基因型、纯合子、杂合子等。

 目标检测

一、名词解释

1. 性状　2. 等位基因　3. 基因型　4. 纯合子

二、填空题

1. 分离定律的细胞学基础是减数分裂中_____染色体的分离，分离定律的实质是基因的分离。

2. 豚鼠黑色对白色为显性，现有两只黑色豚鼠杂合子杂交，若产生四只小豚鼠，这四只豚鼠中黑色_____只，白色_____只。

3. 基因的自由组合定律主要揭示_____染色体上的_____基因之间的关系。

4. 两对基因A和a、B和b，它们是自由组合的，AaBb个体可以产生的配子分别为_____、_____、_____、_____。

5. 摩尔根的连锁与互换定律实验中，当一只两对基因均杂合的灰身长翅雄果蝇与一只黑身残翅的雌果蝇杂交，后代的出现_____种果蝇类型。

三、选择题（以下每一道题下面有 A、B、C、D、E 五个备选答案，请从中选择一个最佳答案）

1. 下列对遗传概念的理解错误的是（　　　）

A. 杂合子（F_1）未显现出来的那个亲本的性状称为隐性性状

B. 显性性状是由显性基因控制的

C. 可以用来测定显性个体的基因型

D. 控制生物性状的基因组成就称为基因型

E. 相对性状是由等位基因控制的

2. 下列各组生物性状中属于相对性状的是（　　　）

A. 玉米的黄粒和圆粒

B. 棉花的粗绒和短绒

C. 绵羊的长毛和细毛

D. 番茄的红果和圆果

E. 绵羊的卷毛和直毛

3. 分离定律的实质是（　　　）

A. 子二代性状分离比为 3：1

B. 子二代出现性状分离

C. 测交后代性状分离比为 3：1

D. 等位基因随同源染色体分离而分开

E. 子二代性状分离比为 1：1

4. 下列属于纯合体的是（　　　）

A. AaBBCC　　B. aaBBcc　　　C. aaBbCc

D. AABbcc　　E. Aabbcc

5. 鉴别一株高茎豌豆是不是纯合子的最简便方法是（　　　）

A. 杂交　　　　B. 测交　　　　C. 自交

D. 反交　　　　E. 以上都不是

四、简答题

1. 试述分离定律的内容。

2. 人类有耳垂对无耳垂是显性性状，一个家庭父母都有耳垂，生了两个孩子，一个为有耳垂，一个为无耳垂，请写出一家四口可能的基因型都有哪些？

（王　玥）

第7章 遗传病的常见遗传方式

遗传病指因遗传物质改变而引起的疾病。遗传病种类繁多，危害千差万别。目前人类对遗传病以预防为主，治疗为辅。通过学习研究遗传病理论，应用遗传学原理、知识和技术，揭示各种遗传病的规律、发病机制，评估其再发风险，避免遗传病患儿再次出现，最终达到降低人群中遗传病发生率的目的。

第1节 单基因遗传

单基因遗传是指遗传性状受一对基因控制的遗传方式，遵循孟德尔定律，故称孟德尔式遗传。单基因遗传病指受一对基因控制的某些遗传性疾病。

临床判断单基因遗传病传递方式常用系谱分析法。系谱指从先证者入手，详细调查其家族成员发病情况，按一定方式绘制家族成员图谱。先证者指某家系中第一个被医生或遗传研究者发现罹患某种遗传病（或具有某种性状）的家族成员。系谱中不仅包括患病个体，也包括家族中所有健康成员，又称家族系谱。通过系谱可对该家系进行回顾性分析，以确定所发现的某一疾病（或特定性状）在该家系中是否有遗传因素作用及可能的遗传方式，从而为其他具有相同遗传病家系或患者提供预防或诊治依据。系谱绘制常用专业符号和术语见图7-1。

绘制系谱的基本原则及要求：①对家族中各成员发病情况不应仅依据患者或其亲属口述，应亲自检查，以求准确无误；②检查时，除了解主要临床表现外，对发病年龄、某些家族成员死亡原因、死亡年龄也应查清；③一个家族中检查人数越多越好，大家族才能提供更多信息，才能得出比较准确结论；④系谱一般需要三代以上成员情况，如能追溯到更多世代，则分析准确性更高。

单基因遗传病种类很多，根据致病基因位于不同类别染色体上（常染色体和性染色体）及致病基因性质不同（显形基因和隐性基因），将单基因遗传病分为：常染色体显性遗传病、常染色体隐性遗传病、X连锁显性遗传病、X连锁隐性遗传病、Y连锁遗传病。

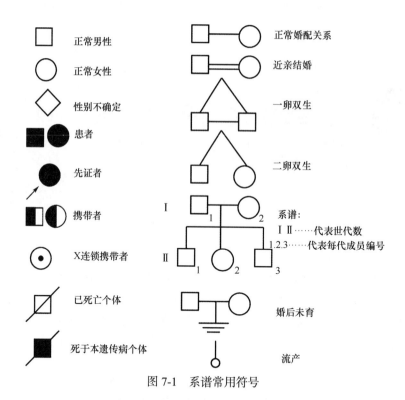

图 7-1　系谱常用符号

一　常染色体显性遗传

考点：常染色体显性遗传病的系谱特点

常染色体显性遗传（AD）是指性状（疾病）受常染色体上显性基因控制的遗传方式，该类型疾病称常染色体显性遗传病。群体中常染色体显性遗传病发病率约 0.9%，目前已发现近5000 种，常见的是家族性多发性结肠息肉（遗传型）、多指（趾）、慢性进行性舞蹈病、先天性耳聋（AD 型）、软骨发育不全、成骨发育不全症等。

常染色体显性遗传按基因表达情况不同，分完全显性遗传、不完全显性遗传、不规则显性遗传、共显性遗传、延迟显性遗传和从性显性遗传六种类型。

（一）完全显性遗传

完全显性遗传指致病基因完全由常染色体显性基因控制的遗传方式。

常染色体显性遗传病患者，大多数是杂合子（Aa），少数是显性纯合子（AA）。常染色体显性遗传病患者（Aa）与正常人（aa）婚配，所生子女约 1/2 发病，杂合子（Aa）患者与显性纯合子（AA）患者具有相同表型。

齿质形成不全是一种常见的常染色体显性遗传病，患者牙齿有明显缺陷，牙齿有灰色或蓝色乳光，牙齿易被磨损。成骨不全症是一种因先天遗传性缺陷，引起胶原纤维病变，造成骨骼强度耐受力变差，从而容易脆弱骨折的疾病。临床表现为轻微的骨质疏松至频繁骨折甚至在子宫内胎儿阶段即产生骨折，严重者可造成在婴儿出生不久即夭折甚至造成死产。存活患病个体在日常生活中常因不经意外力造成骨折，因此称此类患儿为"玻璃娃娃"。典型 AD系谱特点如下（图 7-2）。

（1）系谱中连续几代都会出现患者，即疾病在家族中可连续传递。

（2）患者双亲之一，必有一个为患者，系谱中患者大多数为杂合子。

（3）患者同胞发病率约 1/2，男女发病概率均等。

（4）双亲无病，子女中一般不发病，仅在基因发生突变情况下才有例外。

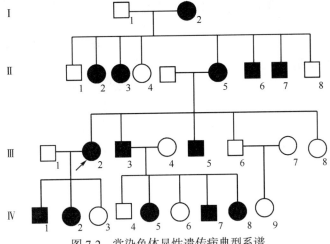

图 7-2 常染色体显性遗传病典型系谱

（二）不完全显性遗传或半显性遗传

不完全显性遗传（半显性遗传）是指杂合子（Aa）表型介于纯合显性（AA）和纯合隐性（aa）表型之间的遗传方式。其遗传典型特点为：当两个杂合子（Aa）婚配时，其子代中表型比例不是 3 : 1，而是 1 : 2 : 1，与基因型比例相同。

例如，β - 珠蛋白生成障碍性贫血属不完全显性遗传，原发于地中海区域，发病原因为造血系统血红蛋白（HbA）β 链合成受阻，血红蛋白分子发生改变，引发铁的利用障碍，造成低血红蛋白性贫血，导致红细胞形态易发生改变。不同基因型个体，因 β 链合成所受影响程度不同，临床出现重型和轻型不同病情。显性纯合子（AA）不能合成或只能合成少量 β 链，形成重型患者；隐性纯合子（aa）能正常合成 β 链，血液正常；杂合子（Aa）β 链合成部分受阻，表现为轻型患者。当两个杂合子轻型患者婚配时，其子代中将出现重型患者、轻型患者和正常人，其分离比例为 1 : 2 : 1，表型和基因型的比例相同（1AA : 2Aa : 1aa）。

不完全显性首先是显性，即杂合体只表现显性基因所控制性状，此时显性基因性状因某种原因没有或不能完全表现，不是显性基因和隐性基因的性状都能够共同表现，隐性基因性状在杂合体中无法表达。

（三）不规则显性遗传

不规则显性遗传（外显不全）是指显性致病基因杂合子因遗传或环境因素，无法表现出相应症状，导致的不规则显性遗传方式。

例如，多指系谱，II₂ 为多指先证者，其子女 III₁ 和 III₂ 均为多指患者，III₃ 手指正常，表明 II₂ 基因型为杂合子，而 II₂ 双亲（I₃ 和 I₄）手指均正常。但 I₃ 同胞弟兄 I₂ 是多指患者，因此系谱中，II₂ 多指基因是基因突变而产生的可能性不大，此多指基因只能由 I₃ 传递而来，可从 I₂（多指患者）佐证。I₃ 多指基因因某些原因而未能表达，其手指虽正常，但不影响其将致病基因传给后代。常染色体显性遗传病系谱中常会出现此种不规则隔代遗传

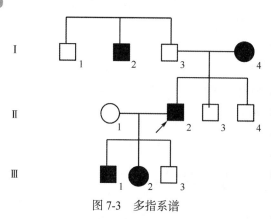

图 7-3 多指系谱

现象，但统计多个系谱仍基本符合常染色体显性遗传特点（图 7-3）。

外显率指显性基因在杂合状态下的表现程度，即一定基因型在群体中形成相应表型的百分率。群体中如带有某一致病基因个体，100% 发生该种遗传病，外显率为 100%，称为完全外显。当外显率小于 100% 时，称不完全外显或外显不全。

表现度指一定基因型所形成表型的缺陷程度。具有同样基因型个体，其表型缺陷严重程度有差别。表现度轻的患者，所生子女并非轻型患者。同一致病基因有时虽然都能表达，但不同个体间因受遗传背景和环境因素的不同影响，所患同种遗传病的轻重程度存在差异。

外显率和表现度是两个不同概念，前者是基因表达与否，后者是在可表达前提下表达程度如何。

例如，同是多指致病基因导致患者手指异常，但不同患者表现出不同症状：指数多少有差异（可多一个赘生指，也可多 2 个或 2 个以上）；赘生指发生部位不同（赘生指长在拇指一侧，称为前轴型；长在小指一侧，称为后轴型）；赘生指发育程度有差异（赘生指发育较完善，有完整的指骨、关节、肌肉等；发育不全，只有残迹甚至仅有赘生皮肤蒂）。

（四）共显性遗传

共显性遗传是指杂合子中一对等位基因无显隐性区别，所控制性状都能表达的遗传方式。

例如，人类 ABO 血型系统中 AB 血型遗传即为共显性。A 型为红细胞表面有 A 抗原，血清中有 β 天然抗体者；B 型为红细胞表面有 B 抗原，血清中有 α 天然抗体者；AB 型为红细胞表面 A 抗原和 B 抗原并存，血清中无 β、α 抗体者；O 型为红细胞表面无 A 和 B 两种抗原，而血清中 α 和 β 两种抗体并存者（表 7-1）。

表 7-1 ABO 血型的特点

血型	红细胞抗原	血清中的天然抗体	基因型
A	A	β	I^AI^A，I^Ai
B	B	α	I^BI^B，I^Bi
AB	AB	—	I^AI^B
O	—	α，β	ii

复等位基因是指在群体中同源染色体相对应基因位点上有三种以上等位基因。

人类 ABO 血型是单基因遗传，决定于第 9 号染色体（9q34）上一组复等位基因（I^A、I^B 和 i），但每一个人的等位基因只能有三个复等位基因中的任意两个。

人类 ABO 血型由 I^A、I^B 和 i 三个复等位基因决定。其中，基因 I^A 对 i 为显性，基因型 I^AI^A 和 I^Ai 的个体都为 A 型；基因 I^B 对 i 为显性，基因型 I^BI^B 或 I^Bi 的个体都为 B 型；基因型 ii 个体为 O 型；基因 I^A 和 I^B 之间无显隐性区别，基因型 I^AI^B 血型为 AB 型，杂合体 I^AI^B 表型呈现共显性遗传特点，即两个等位基因所控制性状都能够共同表现，也是共显性与不完全显性的根本区别点。

依孟德尔分离定律，已知双亲血型，可估计子女可能或不可能血型（表7-2）。

表7-2 双亲和子女间血型遗传的关系

双亲血型	子女中可能的血型	子女中不可能的血型
A × A	A、O	B、AB
A × AB	A、B、AB	O
A × B	A、B、AB、O	—
A × O	A、O	B、AB
B × B	B、O	A、AB
B × AB	A、B、AB	O
B × O	B、O	A、AB
O × O	O	A、B、AB
AB × O	A、B	AB、O
AB × AB	A、B、AB	O

（五）延迟显性遗传

延迟显性遗传是指携带显性致病基因杂合子，生命早期无体征表现，一定年龄后致病基因所控制性状才表现的遗传现象。

例如，慢性进行性舞蹈病属延迟性显性遗传病，杂合子个体在青春期以前无任何症状，多数个体在35岁以后才发病，患者表现为不由自主手舞足蹈，且随年龄增大症状逐渐加重。

（六）从性显性遗传

从性显性遗传是指常染色体显性基因表达受性别影响，仅在某一性别表达，在另一性别则不表达的遗传现象。

例如，男性秃发，成年男性头前部至头顶头发慢性脱落，枕部和两侧颞部仍保留正常头发。男性杂合子呈现此种表型，女性杂合子则不表现早秃现象，而以隐性方式传递几代后，在其男性后代中可表现出早秃现象。

二 常染色体隐性遗传

考点：常染色体隐性遗传病的系谱特点

常染色体隐性遗传（AR）是指性状（疾病）受常染色体上隐性基因控制的遗传方式，此疾病称为常染色体隐性遗传病。

例如，白化病属常染色体隐性遗传病，患者体内因缺乏酪氨酸酶，造成酪氨酸不能转化成黑色素，导致患者虹膜、皮肤、毛发等缺乏色素，眼睛畏光等症状。常染色体隐性遗传病系谱特点如下（图7-4）。

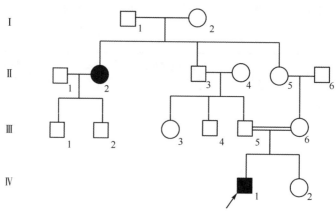

图 7-4　常染色体隐性遗传病典型系谱

（1）系谱呈现散发式遗传现象，家系中有时仅见先证者。

（2）患者双亲无病，但都为携带者（Aa）。

（3）患者同胞发病率为 1/4，男女发病概率均等。

（4）近亲婚配发病率显著提高。

血缘系数是指两个人（A 和 B）在某一特定基因位点具有一个相同基因的概率，血缘（近亲）系数（r）表示血缘关系远近程度。

以同胞兄妹间相同基因概率为例：假设哥哥有一个基因 a，此基因有 1/2 可能从父亲传来。父亲的基因 a 有 1/2 也可能传给妹妹。兄妹二人都获得父亲相同基因 a 的概率为 $1/2 \times 1/2 = 1/4$。同理，兄妹两人都获得母亲基因 a 的概率也是 $1/2 \times 1/2 = 1/4$。那么，基因 a 究竟由父亲传来？还是由母亲传来？这是两个相互独立排斥事件。因此，兄妹两人都获得双亲基因 a 的概率为 $1/4 + 1/4 = 1/2$。

如上所述，父母与儿女间或同胞兄弟姐妹间基因相同的概率为 1/2，彼此称为一级亲属，其血缘系数（r）为 0.5；依此，祖父母与孙子（女）之间、外祖父母与外孙子（女）之间、叔（伯、姑）与侄儿（侄女）之间、舅（姨）与外甥儿（女）间基因相同的概率为 1/4，彼此称二级亲属，其血缘系数（r）为 0.25；堂兄妹间或表兄妹间的基因相同的概率为 1/8，彼此称三级亲属，其血缘系数（r）为 0.125。

亲缘关系与亲缘系数（r）的关系如表 7-3 所示。

表 7-3　亲缘关系与亲缘系数（r）的关系

与先证者的亲缘关系	亲缘系数
单卵双生	1
一级亲属（父母、同胞、子女、双卵双生）	1/2
二级亲属（祖父母、外祖父母、叔姑、舅姨、半同胞、侄、外甥、孙子女、外孙子女）	1/4
三级亲属（曾祖父母、外曾祖父母、曾孙子女、外曾孙子女、表兄妹、堂兄妹）	1/8
四级亲属（表叔、表舅）	1/16

近亲结婚严重危害性表现在近亲结婚者所生子女患隐性遗传病的风险比非近亲结婚者子女大许多。通常情况下，致病基因的频率很低，为 0.01 ~ 0.001，群体中携带者频率为

0.02 ~ 0.002，即 1/50 ~ 1/500。如果以致病基因频率为 0.01 计算，群体中携带者频率则为 1/50，随机婚配情况下，夫妇两人都为携带者概率为 $1/50 \times 1/50 = 1/2500$，此夫妇所生子女患常染色体隐性遗传病风险为 $1/50 \times 1/50 \times 1/4 = 1/10\,000$。如表兄妹近亲结婚，因表兄妹为三级亲属，两人间基因相同概率为 1/8，即两人都为某一致病基因携带者可能性为 1/8，则表兄妹近亲结婚所生子女，患常染色体隐性遗传病风险为 $1/50 \times 1/8 \times 1/4 = 1/1600$。相比之下，近亲结婚者比随机婚配者所生子女，患常染色体隐性遗传病风险高 6.25 倍。如以致病基因概率为 0.001 计，则群体中携带者频率为 1/500，随机婚配者所生子女患常染色体隐性遗传病风险为 $1/500 \times 1/500 \times 1/4 = 1/1\,000\,000$。在近亲结婚情况下，患病风险上升至 $1/500 \times 1/8 \times 1/4 = 1/16\,000$。由此可见，后者风险比前者高 62.5 倍。

综上所述，如某种常染色体隐性遗传病在群体中发病率越低，则近亲婚配者子女患病风险就越大，即危害性越大。

近亲结婚的危害性也表现在多基因遗传病发病风险大。在近亲结婚者的子女中多基因遗传病发病率为 9.9%，而在非近亲结婚者的子女中多基因遗传病发病率仅为 0.9%。

三 X 连锁显性遗传

考点：X 连锁显性遗传病的系谱特点

X 连锁显性遗传（XD）是指性状（疾病）受 X 染色体上显性基因控制的遗传方式，此类疾病为 X 连锁显性遗传病。因此，群体中女性个体中发病率高于男性，因女性细胞有两条 X 染色体，其中任何一条 X 染色体如有某种显性致病基因都会表现相应遗传病。而男性细胞仅有一条 X 染色体，男性发病概率仅有女性的 1/2。但女性患者病情较男性轻，是因女性患者多数为杂合子，正常等位基因可起到功能补偿作用。

例如，抗维生素 D 性佝偻病是 X 连锁显性遗传病，致病基因位于 Xp22。患者因肾小管对磷的重吸收发生障碍，引发血磷水平下降，尿磷增高，小肠对磷、钙的吸收不良，导致佝偻病。患者可有 "O" 形腿、骨骼发育畸形、多发性骨折、行走困难和生长缓慢等症状。此病出现在儿童期，整个儿童期都可存在，青春期仍可发展。常规剂量维生素治疗此佝偻病无效，需用大剂量维生素 D 联合磷酸盐才能起到治疗效果。杂合子女性患者病情较轻，有时仅有血磷低，而无明显佝偻病骨骼变化症状。

抗维生素 D 性佝偻病系谱可见女性患者多于男性患者，且每一代都有患者，先证者 III$_4$ 和其妹妹 III$_7$ 致病基因来自母亲，男性患者 II$_2$ 的三个女儿（III$_1$、III$_2$、III$_3$）均为患者，女性患者女儿、儿子都可患病，女性患者女儿和儿子都有 1/2 发病可能（图 7-5）。

X 连锁显性遗传病系谱特点如下。

（1）人群中女性患者多于男性患者，女性患者病情较男性患者轻。

（2）患者双亲之一为患者，双亲无病，子代一般不发病。

（3）男性患者的女儿患病，儿子正常。

（4）女性患者的儿子和女儿各有 50% 发病风险。

（5）系谱呈现连续遗传现象。

常见 X 连锁显性遗传病有遗传性慢性肾炎、口面指综合征、色素失禁症等。

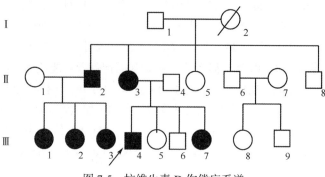

图 7-5　抗维生素 D 佝偻病系谱

四　X 连锁隐性遗传

考点：X 连锁隐性遗传病的系谱特点

X 连锁隐性遗传（XR）是指性状（疾病）受 X 染色体上隐性基因控制的遗传方式，此类疾病称 X 连锁隐性遗传病。男性个体中发病率高于女性，因女性细胞中有两条 X 染色体，只有两条 X 染色体都带有隐性致病基因才发病。若一条 X 染色体带隐性致病基因，而另一条 X 染色体带显性正常基因的女性不发病，仅是致病基因携带者。男性因细胞中仅一条 X 染色体，Y 染色体很小无相应等位基因，所以尽管是隐性致病基因，但当 X 染色体带某种隐性致病基因就会发病。如果某种 X 连锁隐性遗传病基因频率为 0.01，则男性发病率为 1/100，女性发病率为 $1/100 \times 1/100 = 1/10\ 000$。

人类红绿色盲属 X 连锁隐性遗传病。临床表现为对红绿颜色辨别力降低，致病基因位于 Xq28。中国汉族人群中，男性红绿色盲发病率约 7%，女性发病率仅 $0.07 \times 0.07 = 0.0049 \approx 0.5\%$。

红绿色盲分别由红色和绿色盲基因所控制，因两个基因在 X 染色体上紧密相邻，男性红绿色盲患者基因型 X^aY（致病基因 a 在 X 染色体，Y 染色体上无相应等位基因）；女性患者基因型 X^aX^a（两条 X 染色体上都有致病基因 a）。正常男性基因型 X^AY（A 表示正常显性基因）；正常女性基因型 X^AX^A 或 X^AX^a（携带者）。

当男性红绿色盲患者（X^aY）与正常女性（X^AX^A）婚配，所生男孩正常（X^AY）、女孩都是携带者（X^AX^a）。男性致病基因随 X 染色体传给女儿，不会传给儿子。

当女性携带者（X^AX^a）与正常男性（X^aY）婚配，所生男孩将有 1/2 发病可能，女孩将有 1/2 为携带者，男孩致病基因由其母亲传递而来。

当女性携带者（X^AX^a）与男性红绿色盲患者（X^aY）婚配，所生男孩将有 1/2 可能患病，1/2 可能正常；女孩将有 1/2 可能患病，1/2 可能为携带者。

交叉遗传是指在 X 连锁隐性遗传中，男性致病基因只能从母亲传来，将来也只传递给女儿，不存在从男性向男性的传递遗传。

血友病是先天性因子Ⅷ、Ⅸ、Ⅺ缺乏，使内源性凝血酶生成减少，导致凝血障碍，分为血友病甲、乙、丙三类。血友病甲、乙为伴性染色体隐性遗传，血友病丙为常染色体隐性遗传。血友病甲发病率最高、症状最重，其次为血友病乙，血友病丙发病率低且症状轻。其临床表现为自发或轻微外伤后，出现皮下大片淤血或肌肉深部血肿、局部紫黑，黏膜出血。以鼻出血、牙龈出血多见，消化道出血不多见，膀胱、肾、肺及胸膜出血均少见，颅内出血虽不多见，但可危及生命。关节病变主要表现为肿痛，反复出现，从而引起慢性增生性关节炎，导致关节畸形，丧失功能。皇室家族的血友病系谱如图 7-6 所示。

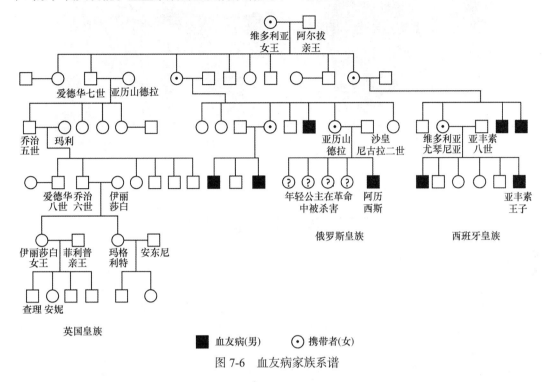

图 7-6 血友病家族系谱

鱼鳞病（俗称蛇皮癣）目前认为属于 XR，是一种角化障碍性皮肤病，80% 有家族遗传史。通常在少儿期发病，主要表现为四肢伸侧及躯干部皮肤干燥、粗糙、呈灰褐色鱼鳞状或蛇皮状，冬重夏轻，重者皮肤皲裂、僵硬、瘙痒等。此病久不治疗可波及全身且遗传后代。

X 连锁隐性遗传病的系谱特点如下。

（1）人群中男性患者远多于女性患者，系谱呈现交叉遗传现象。

（2）双亲无病，子代中儿子可能发病，女儿不发病。儿子如发病，其致病基因由母亲（携带者）传递而来。

（3）患者同胞兄弟、外祖父、舅父、姨表兄弟、外甥、外孙等可能患病。

常见 X 连锁隐性遗传病还有假肥大型肌营养不良（儿童期发病）、先天性外胚层发育不良（无汗型）等。

五 Y 连锁遗传

Y 连锁遗传是指性状（疾病）受 Y 染色体上基因控制的遗传现象。因 Y 染色体只能从男性遗传给男性，故又称全男性垂直遗传。

例如，外耳道多毛症的基因位于 Y 染色体上。患者青春期后外耳道中有黑色长毛，成丛生长，其遗传特点是患者家族中都是男性（图 7-7）。

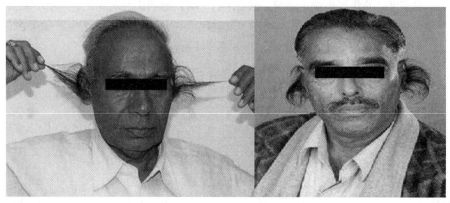

图 7-7　外耳道多毛症患者

第 2 节　多基因遗传

多基因遗传是指性状（疾病）受微效基因累加和环境因素共同作用的遗传方式，此类疾病称为多基因遗传病。

通常情况下，人类的众多性状由不同位点的多对基因协同决定。多对基因的作用是微小的，称为微效基因。许多对微效基因累加起来，可形成一个明显表型效应，即累加效应。一个受多基因控制的性状（疾病）形成，除受微效基因的累加作用外，也受环境因素作用。

临床常见的先天缺陷或疾病，如唇裂、脊柱裂、冠状动脉粥样硬化性心脏病、糖尿病、哮喘、高血压、先天性心脏病等，都受多个基因的共同作用而引起。

 多基因遗传概述

（一）质量性状与数量性状

质量性状是指单基因遗传的相对性状的变异在群体中呈不连续分布现象。

例如，豌豆的颜色、形状，多指症、先天性聋哑、红绿色盲、白化病等，受一对基因控制的性状是单个位点的基因效应，相对性状之间有明显差异，其变异个体可明显区分为 2 ～ 3 个群，中间无过渡类型。

多指症为常染色体显性遗传，在一个群体中，患者基因型为 AA、Aa，正常人基因型为 aa，在表型上出现明显差异（手指多于 5 个和手指正常）。

苯丙酮尿症为常染色体隐性遗传病，因苯丙氨酸羟化酶基因变异导致其活性发生变化，正常人苯丙氨酸羟化酶活性为 100%，苯丙酮尿症患者酶活性仅为正常人 0 ～ 5%，杂合携带者酶活性为正常人 45% ～ 50%，分别决定于基因型 PP、Pp、pp，表明三个群体表型有明显差异，表现出不连续性（图 7-8）。

数量性状是指性状由多个基因控制，在

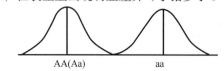

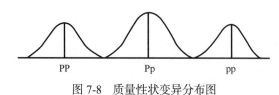

图 7-8　质量性状变异分布图

群体中呈现出数量化特征的遗传现象。人类的身高、血压、智力等，都表现出数量性状的遗传特征。

多基因控制的遗传性状与单基因控制的遗传性状的特点不同。当一种遗传性状或遗传病受多对基因控制时，每对基因彼此间无显隐性区分，呈现共显性特点。在一个群体中出现变异型、中间过渡类型的分布是连续的，只有一个峰值，即平均值，如正常人的身高，平均值为 1.65m。在一个群体中，身高由矮向高排列，是逐渐过渡的，很矮和很高的两种极端是极少数，大多数人身高处于中间类型，接近平均值水平，说明人的身高变化不明显而且是连续的，将身高分布统计数据绘成曲线，形状为正态分布曲线（图 7-9）。

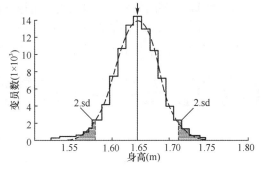

图 7-9　正常人身高变异分布图（数量性状变异分布图）

（二）多基因遗传的概念与多基因假说

数量性状遗传是指多基因遗传是不同位置较多基因协同作用的结果，而非单一基因作用，同时受微效基因累加效应和环境因素共同影响，呈现出数量变化特征。数量性状受多基因控制，在群体中表现为连续变化，可用正态曲线表示其分布。

1909 年，瑞典遗传学家尼尔逊·爱尔（N. Ehle）提出多基因假说要点阐明数量性状遗传特性。

（1）数量性状的遗传基础是多对微效基因的累加。

（2）控制多基因遗传的多个基因彼此间呈现共显性，无显隐性区分。

（3）每对基因对表型作用微小但可累加，称为累加基因，多个累加基因形成明显的表现效应，称为累加效应。

（4）多基因具有多效性，即对某一数量性状起微效基因作用的同时，又可控制其他的性状而起到修饰基因的作用。

（三）多基因遗传的特点

以人类肤色为例，假定肤色受两对等位基因（A-a，B-b）控制，两对基因无连锁关系，基因 A 和 B 决定黑肤色，基因 a 和 b 决定白肤色，各个点有 3 种基因组合，即 AA、Aa、aa 和 BB、Bb、bb。当双亲为纯合型黑人时，其基因型为 AABB，当为纯合型白人时，其基因型为 aabb，两者婚配，其子或女肤色的基因型为 AaBb，属中间型；当双亲肤色均为中间型，其基因型为 AaBb，按分离定律和自由组合定律，将产生四种类型的精子和卵子，出现 16 种基因组合方式，后代可能产生四种表型。但是子女中出现了 5 种情况，即纯黑肤色（AABB）、稍黑肤色（AaBB 或 AABb）、中间肤色（AaBb、aaBB、AABB）、稍白肤色（Aabb、aabB）、纯白肤色（aabb）五种不同肤色，其中大部分个体仍接近中间类型肤色，纯黑、纯白的个体所占比例很小，其比例是 1：4：6：4：1。不符合自由组合型的 9：3：3：1 的比例，说明该性状是受多基因控制的。

分析上述基因型，其实是由两对基因决定肤色，出现 5 种不同表型，极端的纯黑和纯白各占 1/16。若是三对基因决定肤色，其双亲为中间型的子女中会有 7 种肤色表型，极端的纯黑和纯白各占 1/64。依次类推，基因的对数越多，极端类型越少，中间类型越多，变化曲线呈正态分布。可见，多基因遗传有以下特点。

（1）两个极端变异个体（纯合子）杂交，子代大部分为中间型，因受环境因素影响，所以存在一定变异范围。

（2）两个中间类型个体杂交，子代大部分为中间型，但变异范围广泛，出现极端类型个体，是因环境因素和基因的分离、自由组合定律共同作用而形成。

（3）在一个群体中进行随机杂交，变异范围更广，但大多数个体接近中间型，接近平均值，呈连续分布，极端个体很少，是受环境与遗传双重因素作用结果。

二　多基因遗传病

考点：易患性、易感性、阈值、遗传度的概念

常见一些先天畸形或病因复杂疾病的群体发病率通常超过 1/1000。这类疾病发生有一定遗传基础，表现出家族倾向，系谱分析时不符合单基因遗传特点。研究表明，此类疾病具有多基因遗传基础，称为多基因遗传病。例如，人类的高血压、糖尿病、冠状动脉疾病、哮喘、精神分裂症、先天畸形等都属于多基因遗传病。

临床上多基因遗传病种类不多，目前已知约 100 余种，但每种病在群体中的发病率都较高，平均每 5 ~ 6 个人中就有 1 个人患多基因遗传病。例如，原发性高血压发病率为 6%，哮喘发病率为 4%，冠状动脉粥样硬化性心脏病发病率为 2.5%，累加起来 15% ~ 20% 的人被多基因病所累。多基因遗传病的遗传基础非常复杂，加之环境因素影响，属于复杂遗传病。

（一）易患性、易感性与阈值

一些人类的常见遗传病和先天畸形是受遗传和环境因素共同作用的结果。

1. 易患性与易感性　在多基因遗传病中，很多作用微小但有累加作用的致病基因是导致个体得病的遗传因素。易感性是指由遗传素质决定个体患多基因遗传病风险的程度。易患性是指由遗传素质和环境条件共同作用决定患多基因遗传病风险的大小。易感性与易患性的区别：即前者是由若干个致病基因的微效累加使个体具有患病遗传基础；而后者是由遗传因素和环境因素共同作用下的得病风险；易患性的高低决定了易感性的患病可能性大小。

2. 阈值　易患性在人群中也呈正态分布，大部分个体的易患性为中间类型，接近平均值，易患性很高和很低的个体都很少。当个体的易患性高达一定水平，达到一定限度，并超过这一限度就会得病。因此，阈值是指由易患性所导致的多基因遗传病的发病限度。

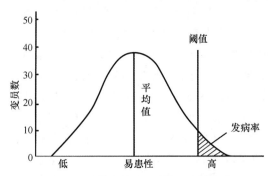

阈值可认为是易患性的最低剂量。在一定致病环境下，阈值表示最低致病基因数。因此，易患性变异在群体中分布被阈值分为两部分：多数为正常个体，少数为患者（图 7-10）。

目前，个体易患性的高低无法测量，一般

图 7-10　群体中易患性变异与阈值图解

仅根据其婚后所生子女发病情况进行估计。群体易患性平均值，可从该群体患病率（易患性超过阈值部分）估计。即群体中患病率高，说明在群体中引起该病基因数量多，因此该群体易患性越高，其平均值距阈值就越近。相反，则远（图 7-11）。

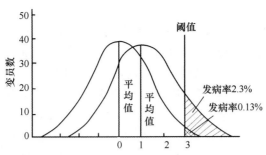

图 7-11 易患性、平均值与群体发病率的关系图解

（二）遗传率

多基因遗传中，易患性高低受遗传和环境因素双重影响。遗传率可衡量多基因遗传中遗传与环境因素两者相对作用大小。遗传率（遗传度）是指在疾病发生中，遗传因素所起作用大小，一般用百分率（%）表示。

$$遗传率(\%) = \frac{遗传因素}{遗传因素 + 环境因素} \times 100\%$$

一种多基因遗传病，若其易患性变异和发病完全由遗传因素决定，其遗传率为 100%，此种情况极少见。一般遗传率在 70% ~ 80%，表明遗传因素在决定易患性变异和发病上起重要作用，而环境因素作用较小，即遗传率高。相反，遗传率在 30% ~ 40%，则表明遗传因素作用较小，环境因素作用较大，即遗传率低。

多基因遗传病的遗传率、一般群体发病率和患者一级亲属发病率如表 7-4 所示。

表 7-4 常见多基因遗传病的遗传率

疾病名	遗传率（%）	一般群体发病率（%）	患者一级亲属发病率（%）	男：女
哮喘	80	4	20	0.8
先天性髋关节脱位	70	0.07	4	0.2
先天性畸形足	68	0.1	3	2.0
冠状动脉粥样硬化性心脏病	65	2.5	7	1.5
先天性高血压	62	4 ~ 8	20 ~ 30	1.0
精神分裂症	80	1.0	10	1.0
先天性巨结肠	80	0.02	2（男先证者），8（女先证者）	4.0
唇裂 ± 腭裂	76	0.17	4	1.6
腭裂	76	0.04	2	0.7
糖尿病（早发型）	75	0.2	2 ~ 5	1.0
先天性幽门狭窄	75	0.3	2（男先证者），10（女先证者）	5.0
强直性脊柱炎	70	0.2	7（男先证者），2（女先证者）	0.2
脊柱裂	60	0.3	4	0.8
无脑儿	60	0.2	2	0.4
先天性溃疡	37	4	8	—

（三）多基因遗传病的特点

1. 常见的多基因遗传病　临床上很多常见慢性疾病，如原发性高血压、糖尿病、哮喘、动脉粥样硬化、冠状动脉粥样硬化性心脏病等都属多基因病，其发病因素包括多基因遗传和环境因素。在任何一个个体中都有特殊的大量致病基因，潜在易患性很大。

（1）高血压：我国高血压患者高达 8000 多万人，是一种复杂的多基因遗传病。其具有家族聚集现象，遗传率为 30% ~ 60%。分子遗传学研究表明，该病和两个重要基因相关，即血管紧张素转化酶基因（ACEI）和血管紧张素原基因（AGT），ACEI 产物是血管紧张素 II，它与血管构建和细胞生长相关，并决定血压、体液和离子的稳定性。AGT 是血管紧张素 II 前体，AGT 增加，伴随血管紧张素 II 提高。一些激素影响血压也是通过 AGT 来实现。同时环境因素，如精神紧张、高盐食物等，也是高血压发病因素之一。

（2）糖尿病：糖尿病是由胰岛素缺乏引起的代谢性疾病。按对胰岛素需求量分为胰岛素依赖型糖尿病（IDDM）和非胰岛素依赖型糖尿病（NIDDM）两类。其临床症状为多食、多饮、多尿，体格检查的特征为血糖升高、尿糖、糖耐量降低、胰岛素释放反应异常，随病程进展可出现血管、肾、眼及周围神经等病变，其属多基因病，研究表明，该病可能和三个以上基因相关。

2. 多基因遗传病的特点　对上述几种多基因病研究表明，多基因遗传病具有以下特点。

（1）具有家族聚集倾向，患者亲属发病率高于群体发病率，患者同胞中发病率远低于 1/2 或 1/4，系谱分析不符合单基因遗传方式。

（2）在家族中，随家属级别降低，患者亲属发病风险迅速降低，即一级亲属发病率高于二级亲属，二级亲属的发病率高于三级亲属，依次类推。

（3）近亲婚配时，子女患病风险增高，但不如常染色体隐性遗传显著，估计与多基因的累加效应有关。

（4）家庭患病人数与再发风险有关，多基因遗传病再发风险与家庭内患者人数呈正相关。当一个家庭中患病人数越多，意味再发风险越高。如一对夫妇已生过一个患儿，表明他们带有一定数目致病基因，如已生过两个患儿，则说明夫妇两人带有更多该病致病基因，夫妇本人虽未发病，但夫妇两人的易患性必然更接近阈值，再次生育时再发风险将增高 2 ~ 3 倍。当一对夫妇已生两个唇裂患儿后，复发可能性可达 10%，此点与单基因遗传病不同，即由基因的累加性效应所致。

（5）病情越严重患者的一级亲属发病率越高，多基因遗传病基因的累加效应还表现在病情严重程度上，是因病情严重患者必然带有更多易患基因（致病基因）。其父母易患性与病情轻者父母相比，必然更接近阈值，所以再发风险将会增大。例如，仅一侧唇裂患者，其同胞再发风险为 2.46%；一侧唇裂并发腭裂患者，其同胞再发风险为 4.21%；两侧唇裂并发腭裂患者，其同胞再发风险为 5.74%。

（6）多基因遗传病发病率通常具有性别差异，当一种多基因遗传病的群体发病率有性别差异时，表明不同性别的易患性阈值不同。

群体发病率高的性别阈值低，其后代发病风险低；相反，群体发病率低的性别阈值高，其后代发病风险高。这是因为群体发病率低的性别患者必然带有较多的易感性基因才能超过阈值而发病。因此，其子女中将会有更多的易感性基因而有较高发病风险。例如，先天性幽门狭窄，男性发病率为 0.5%，女性发病率为 0.1%，男性发病率高于女性 5 倍。男性患者儿子发病风险为 5.5%，女儿发病风险为 1.4%；女性患者儿子发病风险为 20%，女儿发病风险为 7%。

（7）群体发病率有种族（民族）差异。其表明不同种族基因库不相同（表7-5）。

表 7-5　多基因遗传病发病率的种族差异

疾病名	发病率（%）		
	中国人	美国人	日本人
先天性髋关节脱位	1.5	0.7	1.0
唇裂 ± 腭裂	0.17	0.18	0.3
无脑儿	0.3	0.2	0.3

（四）多基因遗传病发病风险的估计

（1）在多基因遗传病中，群体发病率通常为 0.1% ~ 1%，遗传率为 70% ~ 80%。患者一级亲属发病率（f）近于群体发病率（p）的平方根，即 $f = \sqrt{p}$，即 Edward 公式。如黄种人中唇裂群体发病率为 0.17%，遗传率为 76%，用这些数字代入公式，即可计算出患者一级亲属发病率，$f = \sqrt{p} = \sqrt{0.0017} \approx 0.04 = 4\%$。

（2）当遗传率低于 70% 时，患者一级亲属发病率将低于群体发病率平方根，当遗传率高于 80% 时，患者一级亲属发病率也将高于群体发病率平方根，此时可借助图 7-12 查出。例如，消化性溃疡群体发病率为 4%，遗传率为 37%，在横坐标查出 4.0 的点，经过该点作一直线与纵坐标平行，然后，在图中找遗传率为 37% 斜线，此斜线与经过 4.0 垂直线相交于一点，从这个点再作一横线与纵轴相交，该交点即患者一级亲属的发病率，接近于 8%。

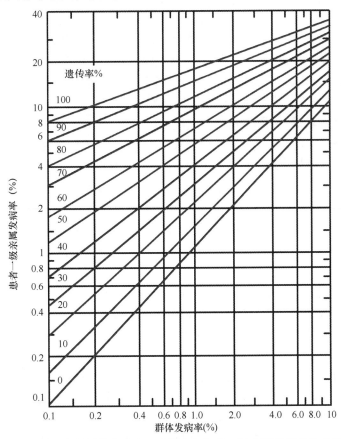

图 7-12　多基因病的群体发病率、遗传率与患者一级亲属发病率的关系图解

（3）估计多基因遗传病发病率时，应注意亲属级别、患儿数量和病情严重程度，以及发病率是否存在性别差异等。须进行各种因素综合考虑判断，才能得出符合实际数据，有效指导临床实践。

第3节　染色体异常与染色体病

染色体异常（染色体畸变）是指染色体在数目或结构上发生异常变化。染色体畸变可能是自发的，也可能是通过化学物质或放射线影响而诱发。染色体病指因先天性染色体数目异常或结构异常所引起的一类疾病，该类疾病具有一系列临床症状的综合征，常称染色体综合征。

染色体病特点如下：①染色体病患者大多数有先天性多发畸形（包括特殊面容）、生长、智力或性发育落后、特殊皮纹；②绝大多数染色体病患者呈散发性，即双亲染色体正常，畸变染色体来自双亲生殖细胞或受精卵早期卵裂新发生染色体畸变，此类患者通常无家族史；③少数染色体结构畸变患者是由表型正常双亲遗传而得，其双亲之一为平衡染色体结构重排携带者，可将畸变染色体遗传给子代，引起子代染色体不平衡而致病，此类患者常伴有家族史。

 染色体数目异常及所致疾病

考点：21 三体综合征、Turner 综合征的临床表现、核型及发病机制

在人类等二倍体生物中，一个染色体组指一个正常配子中的全部染色体。二倍体（2n）指正常人体细胞中含2个染色体组。单倍体（n）指生殖细胞中含一个染色体组。以正常二倍体染色体数为标准，染色体数目畸变指染色体的数目增加或减少。整倍性畸变指整组染色体增减，非整倍性畸变指个别染色体的数目增加或减少。

（一）染色体数目异常类型

1. 整倍体畸变　指染色体的数目整组增减。整倍体指含有整组染色体的细胞或个体。正常体细胞是二倍体。单倍体畸变是指少于二倍体的整倍体畸变。三倍体（3n）畸变是指增加了1个染色体组，四倍体（4n）畸变是指增加了2个染色体组，多倍体畸变是指增加了多于二倍体的整倍体。

人类中已知有三倍体和四倍体的个体，但仅有极少数三倍体的个体能存活到出生，存活者都是二倍体与三倍体的嵌合体。三倍体细胞中有三个染色体组，核型为69，XXX 或69，XXY 或69，XYY。

三倍体形成机制：①双雄受精即2个精子和1个成熟卵子受精，形成三倍体受精卵；②双雌受精即卵子发生第二次减数分裂时，因某种原因未形成极体，应分给极体的一组染色体留在卵子内，形成二倍体卵子，这种卵子与正常精子受精，就形成三倍体受精卵（图7-13）。

2. 非整倍体畸变　指一个体细胞染色体数目增加或减少一条或数条。其是临床上最常见的一类染色体异常。非整倍体指发生非整倍体畸变的细胞或个体，包括亚二倍体和超二倍体。亚二倍体指染色体数比正常二倍体少1条或几条的个体，常见单体；超二倍体指染色体数比正常二倍体多1条或几条的个体，包括三体和多体。非整倍体的产生主要与细胞分裂时染色体不分离及染色体丢失有关。

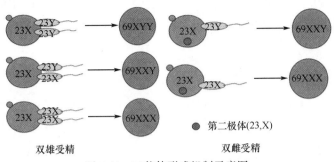

图 7-13　三倍体形成机制示意图

（1）染色体不分离：指在细胞分裂进入中后期时，如某一对同源染色体或两姐妹染色单体未分别移向两极，同时进入一个子细胞核中，结果细胞分裂后形成两个子细胞中，一个染色体成为 $n+1$（或 $2n+1$），另一个则染色体成为 $n-1$（或 $2n-1$），即染色体不分离。染色体不分离可发生于配子形成时减数分裂（减数第一次分裂或减数第二次分裂）中，称为减数分裂不分离（图 7-14），也可发生于体细胞有丝分裂过程中，称为有丝分裂不分离。

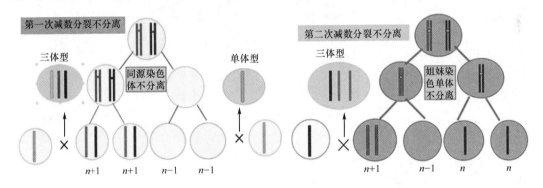

图 7-14　减数分裂不分离形成机制示意图

（2）染色体丢失：指有丝分裂的中后期，某一染色体因偶然行动迟缓，遗留在细胞质中，逐渐消失，而未能进入任何一个子细胞核，使子细胞核的着丝粒未与纺锤丝相连，不能移向一极而参与新细胞核的形成；或某一染色单体向一极移动时，因某种原因行动迟缓，发生后期迟滞，不能和其他染色体一起进入子细胞核区域参与新细胞核形成，遗留在细胞质中，逐渐消失，结果可形成由单体和正常二倍体组成的嵌合体。

3. 嵌合体　指同时存在两种或两种以上核型的细胞系的个体。有丝分裂不分离：受精卵在胚胎发育早期阶段（卵裂期细胞分裂中），如发生某一染色体姐妹染色单体不分离，将导致嵌合体的产生（图 7-15）。

嵌合体个体中各细胞系的类型和数量比例，取决于发生染色体不分离的时期。如果染色体不分离发生在受精卵的早期卵裂过程中，则会产生由 2 种细胞系或 3 种细胞系组成的嵌合体。嵌合体中各细胞系的比例决定于发生染色体不分离的时期早晚。如果染色体不分离发生于受精卵第 1 次卵裂中，则会形成具有 2 种细胞系的嵌合体。

（二）染色体数目异常所致疾病

1. 先天愚型　是最早报道，也是人类最常见染色体病。1866 年，英国医生唐（J. L. Down）

首先描述该病临床表现，又称 Down 综合征。1959 年，法国细胞遗传学家勒琼（J. Lejeune）证明其发病与一个额外 G 组染色体有关，后确定为 21 号染色体，本病又称 21 三体综合征。

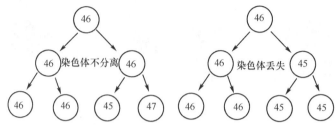

图 7-15　嵌合体的形成机制示意图

Down 综合征主要临床特征：智力低下（随年龄增长智商低下越明显），身体发育迟缓，具有特殊面容（鼻根低平、眼间距宽、眼裂小、外眼角上斜、内眦赘皮、腭弓高尖），新生儿患者常有第三囟门，舌大常外伸，故又称伸舌样痴呆（图 7-16）。

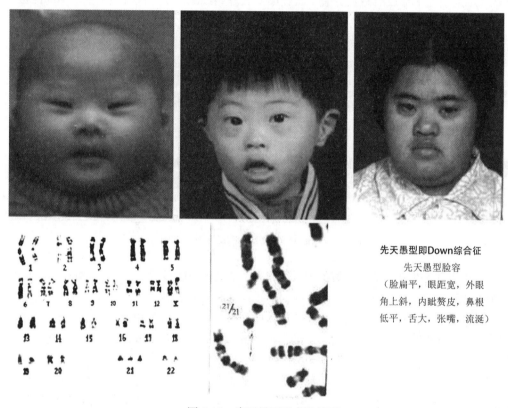

先天愚型即Down综合征

先天愚型脸容

（脸扁平，眼距宽，外眼角上斜，内眦赘皮，鼻根低平，舌大，张嘴，流涎）

图 7-16　先天愚型患者及核型

本病 50% 伴有先天性心脏病，也可能伴有唇裂、腭裂及多指（趾）、并指（趾）等畸形。患者肌张力低，关节可过度屈曲。患者 IgE 降低，易患肺炎等呼吸道感染。其皮肤纹理特征常有通贯手、三叉点高、径侧弓形纹和第 5 指只有一条褶纹。该病在新生儿活婴中发生率约 1/800。因本病患儿多于早期夭折，因此人群调查中其发病率并不高。女性患者偶有生育能力，所生子女 1/2 将发病。

绝大部分先天愚型患者为三体型。患者比正常人多一条完整的第 21 号染色体，核型为

47，XX（XY），+21。21 三体综合征患者具有典型先天愚型的临床特征。

三体型患者产生原因为减数分裂过程中染色体不分离，分析患者额外染色体起源得知，大多数三体型先天愚型患者的额外染色体来源于母方，减数分裂时发生第 21 号染色体不分离，结果形成染色体数目异常精子（卵子），与正常卵子（精子）受精后，即产生 21 三体综合征患儿。高龄孕妇生出 21 三体综合征患儿比例明显增高。三体型先天愚型患者父母通常核型正常，再生先天愚型患儿的风险与同年龄的一般群体相当。男性先天愚型多为不育，女性虽能生育，但对于三体型患者而言，理论上其子代有 50% 概率患相同疾病（表 7-6）。

表 7-6 母亲年龄与 21 三体综合征发生率的关系

母亲年龄（岁）	21 三体综合征患儿的发生率
20 ~ 25	1∶1800
25 ~ 29	1∶1500
30 ~ 34	1∶800
35 ~ 39	1∶250
40 ~ 44	1∶100
45 ~	1∶50

2. 18 三体综合征（Edwards 综合征） 患者症状复杂，主要特征是智力低下，生长发育迟缓，眼裂狭小，耳畸形、低位，小颌，胸骨短小，骨盆小，船形足，心脏畸形，手呈特殊姿势握拳，第 2、第 5 指压在第 3、第 4 指上，皮纹特殊。此型患儿多数在出生后半年内死亡。

其发生率在新生儿中为 1/5000 ~ 1/4000，多数在胎儿期流产。80% 患者为 47，XX（XY），+18，发生与母亲年龄增大相关；另 10% 为嵌合型，即 46，XX（XY）/47，XX（XY），+18，症状较轻；其余为各种易位，主要是 18 号与 D 组染色体易位，由双亲是平衡易位携带者而导致 18 三体综合征很少。

3. Turner 综合征 也称女性先天性性腺发育不全或先天性卵巢发育不全综合征，又称为 45，X 或 45，X 综合征。1954 年，Polani 证实患者细胞核 X 染色质阴性；1959 年，Ford 证明其核型为 45，X，即比正常女性少一条 X 染色体。其发生率约为 1/5000（女婴），在自发流产儿中发生率高达 18% ~ 20%，本病在妊娠胎儿中占 1.4%，其中 99% 流产，即在宫内不易存活。

此病主要临床特征：身材矮小，成人身高不超过 150cm；性腺发育不全，原发闭经，子宫小，外生殖器发育不良，成年后仍保持幼稚型；盾状胸，乳距宽，乳房不发育；智力正常；部分患者可并发心、肾、骨骼等各种先天畸形（图 7-17）。

4. Klinefelter 综合征 又称先天性睾丸发育不全或原发小睾丸症。其发病率较高，男性新生儿达 1/750。根据对国外白种人统计数据显示，身高 180cm 以上男性患病率为 1/260，精神病患者或刑事收容机构中为 1/100，因不育就诊者中约 1/20。

此病主要临床特征：患者表型男性，儿童期一般正常，青春期开始出现症状；患者体型高大，睾丸小而质硬，曲细精管萎缩，呈玻璃样变；因无精子产生，故 97% 患者不育；患者男性第二性征发育差，有女性化表现，如无胡须、体毛少、无喉结、音调较高、皮下脂肪发达、皮肤细腻、易肥胖、阴毛分布如女性、阴茎龟头小等，约 25% 患者有乳房发育（图 7-18）。

某些患者（约 1/4）有智力低下，某些患者有精神异常及患精神分裂症倾向。绝大多数患者核型为 47，XXY。约 15% 患者为两个或更多细胞系的嵌合体，常见核型为 46，XY/47，XXY；46，XY/48，XXXY。

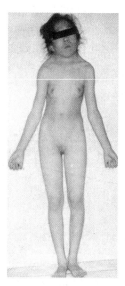

图 7-17　Turner 综合征

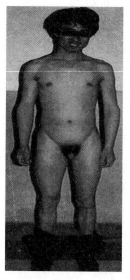

图 7-18　Klinefelter 综合征

二　染色体结构异常及所致疾病

考点：染色体结构异常的主要类型

（一）染色体结构畸变发生的原因

染色体在一些内外因素的作用下，可在其长轴某一点断开，称为断裂，产生 2 个或多个节段。例如，染色体发生断裂后未发生原位重接，会形成结构畸变染色体。

（二）染色体结构畸变的类型

临床上较常见染色体结构畸变主要有缺失、倒位、易位、重复（图 7-19）。

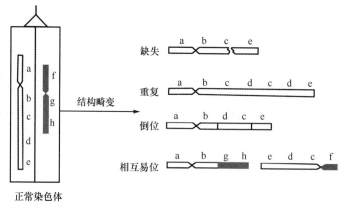

图 7-19　染色体结构畸变示意图

1. 缺失　指当染色体臂发生断裂，断片没有发生重接而丢失。按断裂和丢失部位不同分末端缺失和中间缺失。缺失引起的表型效应与染色体丢失片段的大小及丢失片段上所具有基因性质有关。一般来说，丢失片段越大，缺失基因越多，表型效应越明显。有时丢失片段虽小，但带有重要基因，可造成非常严重的遗传效应。

2. 倒位 指当一条染色体发生 2 处断裂，其中间断片倒转 180° 后又重新连接起来。倒位按发生部位分为臂内倒位和臂间倒位。

3. 重复 指在一条染色体上某一片段出现 2 份或 2 份以上的结构重复。正位重复是指重复节段与原方向一致；倒位重复是指重复节段与原方向相反。重复引起的表型效应比缺失稍缓和，若重复片段较大，会导致个体出现异常表型，严重时可造成死亡。

4. 易位 指从某条染色体上断裂下来的断片连接到另一条非同源染色体上。根据所涉及染色体和易位片段及连接方式不同，易位可分为多种类型。

（1）相互易位：指 2 条非同源染色体各发生一处断裂，其断片相互交换后重接形成 2 条结构重排染色体，临床较常见。平衡易位指易位的两条染色体在断裂点重接，没有发生片段的丢失或增加。非平衡易位指易位过程中出现了片段的丢失或增加。通过比较染色体断裂点和重接点是否一致而确定是否为平衡易位。

（2）罗伯逊易位：指发生于 D、G 组近端着丝粒染色体间的易位形式。2 条近端着丝粒染色体在着丝粒处发生断裂，断裂后 2 条染色体长臂在着丝粒处相接，形成一条大的亚中（中央）着丝粒染色体，含原 2 条染色体大部分遗传物质；而 2 个短臂融合成一个有着丝粒的小染色体，或不发生融合散布细胞中，随后因不稳定而丢失。发生罗伯逊易位的 2 条近端着丝粒染色体，因其断裂点常发生在着丝粒处，重接点也在着丝粒处，罗伯逊易位又称着丝粒融合（图 7-20）。

罗伯逊易位保留了 2 条染色体整个长臂，缺少 2 条短臂，因近端着丝粒染色体短臂上的基因在细胞内为中度重复序列，丢失一部分基因并不影响表型，因此，携带上述易位的个体表型正常，也称平衡易位携带者。染色体结构畸变类型包括环状染色体（图 7-21）、双着丝粒染色体（图 7-22）、等臂染色体（图 7-23）等。

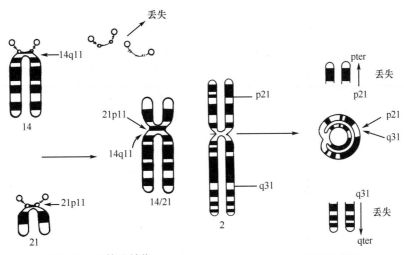

图 7-20 罗伯逊易位　　　　图 7-21 环状染色体

（三）染色体结构异常所致疾病

1. 5p- 综合征 患者 5 号染色体短臂缺失片段大小不一，经多个 DAN 探针检测，证实 5p15 为本病缺失片段，即本病是 5p15 缺失引起。

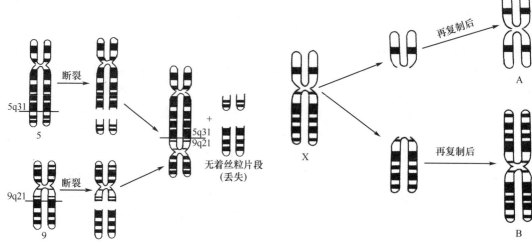

图 7-22　双着丝粒染色体　　　　　　　图 7-23　等臂染色体

主要临床特征：患儿因喉肌发育不良而哭声似猫叫，故又称猫叫综合征。猫叫样哭声可随年龄增长逐渐消失。面部特征明显，面圆如满月状，眼距宽，眼裂向外下倾斜，斜视，耳低位，腭弓高，下颌小，出生时体重较轻，肌张力低，严重智力低下，生长发育迟缓，常伴发先天性心脏病、皮纹异常等。

80% 病例为染色体片段单纯缺失（包括中间缺失），10% 为不平衡易位引起，环状染色体或嵌合体较少见。大部分病例染色体畸变新发生，呈散发性；10% ~ 15% 患者为携带者子代。本症是部分缺失综合征中最常见类型，发生率约为 1/5000，女性多于男性。

2. 易位型先天愚型　占先天愚型患者的 5%，多见于 30 岁以下母亲所生患儿，患者具有典型先天愚型临床症状。核型特点是患者染色体总数目为 46 条（假二倍体），多余一条 21 号染色体并不独立存在，而是通过罗伯逊易位和另一条近端着丝粒染色体合为一条亚中（或中央）着丝粒染色体。多数为 14/21 易位，少数为 13/21 易位或 15/21 易位，21/21 易位和 22/22 易位属极少数。若为 14/21 易位，患者核型为 46，XX（XY），−14，+t（14q21q），即核型中少一条 14 号染色体，多一条由 14 号染色体的长臂和 21 号染色体的长臂形成的重排染色体。易位型患者的易位染色体约 1/4 由遗传而来，3/4 为散发。若为遗传而来，通常由表型正常平衡易位携带者母亲遗传来。

3. 脆性 X 综合征　患者智力低下、行为异常、语言障碍和变异等。其主要表现为中重度的智力低下，语言障碍，计算能力差，性格孤僻，伴有特殊面容：长脸、方额、前额突出、大耳朵、高腭弓、嘴大唇厚、上门齿长、下颌大并前突、巩膜呈淡蓝色，青春期后男性患者可见明显大于正常的睾丸（图 7-24）。

无论男女患者，身高和上肢长度均比正常值低，且手指关节的活动度明显增加。指纹中桡箕、斗形纹和弓形纹的频率增加，掌纹中常有三叉点缺如、通贯手。此外，患者还会出现胆怯、忧郁、行为被动、精神病倾向，部分患者有多动症。智力正常男性携带者主要表现出变化较大的精神发育不良，如神经质、精神崩溃等；女性携带者约 2/3 临床表现正常，1/3 表现为程度不同智力低下，其中以轻度为主。

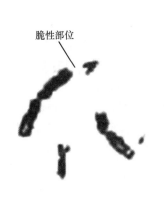

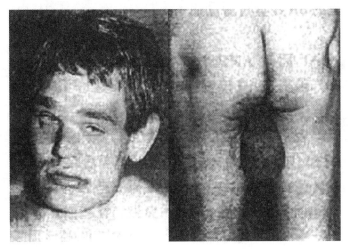

脆性部位

图 7-24 脆性 X 综合征

本病发病原因为 X 染色体在 Xq27.3 处呈细丝样结构，且所连接长臂末端形似随体，此条 X 染色体被称为脆性 X 染色体（图 7-24），即 fraX（q27），此部位称"脆性部位"。患者核型描述：46，fraX（q27）Y。

第 4 节　线粒体遗传

线粒体是真核细胞的能量代谢中心，为细胞的运动、收缩、生物合成、主动运输、信号传导等耗能过程提供能量。其可将食物所含化学能通过氧化磷酸化转变为有高能磷酸键的 ATP。线粒体具有自身独立的遗传物质，被称为核外遗传因子或人类第 25 号染色体，同时，线粒体具有自身独立的蛋白质翻译系统和遗传密码。

1981 年，Andetson 等首次测定人类线粒体 DNA（mtDNA）全长核甘酸序列（剑桥序列）；1987 年，Wallace 明确提出 mtDNA 突变可引起人类疾病，揭开 mtDNA 与人类疾病研究的序幕。近年来，已发现人类 100 多种疾病与 mtDNA 突变所致的功能缺陷相关。

 线粒体遗传的特点

考点：线粒体遗传的特点

（一）人类线粒体 DNA（mtDNA）

线粒体内有一很小 DNA 分子。人类线粒体 DNA 是一个总长仅 16 569bp 的双链闭合环形分子，外环为重链，内环为轻链，含 37 个基因，分别编码 13 个 mRNA、2 个 rRNA 和 22 个 tRNA。mtDNA 结构紧凑，无内含子，唯一非编码区是约 1000bp 的 D- 环区，该区包括 mtDNA 重链复制的起始点、重链和轻链转录的启动子及 4 个保守序列。mtDNA 具有两个复制起始点，分别起始复制重链和轻链（图 7-25）。

mtDNA 分子无核酸结合蛋白，缺少组蛋白保护，且线粒体中无 DNA 损伤修复系统，使 mtDNA 易发生突变。所有线粒体均含多拷贝 mtDNA，一个细胞内通常有数百个线粒体，每

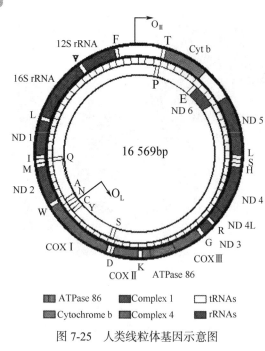

图 7-25　人类线粒体基因示意图

个线粒体内含 2 ~ 10 个 mtDNA，因此，每个细胞有数千个 mtDNA，而每个分子都可发生突变，故 mtDNA 的突变率相当高。

（二）线粒体遗传的特点

1.具有半自主性　线粒体具有自己的遗传物质，是一种半自主复制体，mtDNA 能够独立自主地复制、转录和翻译。其部分遗传密码与核 DNA 密码有不同编码含义，维持线粒体结构和功能的主要大分子复合物是由核 DNA 编码，在细胞质核糖体中合成的蛋白质包括核糖体蛋白质、大多数氧化磷酸化酶、DNA 聚合酶、RNA 聚合酶和蛋白质合成因子等，合成后转移到线粒体中。

2.遗传密码不同于能用密码　mtDNA 与核 DNA 的遗传密码不完全相同，在线粒体遗传密码中，有 4 个密码子与核基因的能用密码不同，最显著的是 UGA，在核基因是终止信号，而在线粒体中是编码色氨酸的密码子。tRNA 兼并性较强，仅用 22 个 tRNA 识别 48 个密码子。哺乳类 mtDNA 遗传密码的改变如表 7-7 所示。

表 7-7　哺乳类 mtDNA 遗传密码变化一览表

密码子	核编码的氨基酸	线粒体编码的氨基酸
UGA	终止信号	色氨酸
AGA、AGG	精氨酸	终止信号
ALA	异亮氨酸	起始 + 甲硫氨酸
AUU	异亮氨酸	起始 + 甲硫氨酸

线粒体合成蛋白质与原核细胞相似：mtDNA 转录和翻译两个过程在同一时间、同一地点进行；线粒体蛋白质合成的起始与原核细胞一样；线粒体的蛋白质合成系统对药物敏感性与细菌一致。

3.母系遗传　指母亲通过细胞质将 mtDNA 传递给女儿的遗传方式。在精子与卵子结合的受精过程中，合子中线粒体全部都来自卵细胞，所以，线粒体遗传系统表现由线粒体基因突变所致的疾病，遵循母系遗传规律。因此，生殖细胞中 mtDNA 突变可引起母系家族性疾病，如家族中发现某些成员具有相同临床症状，且从受累女性传递下来，应考虑可能是因 mtDNA 突变造成。

4.同质性与异质性　同质性指正常组织细胞中所有 mtDNA 分子都一致的现象。异质性指当 mtDNA 发生突变时，可导致一个细胞内同时存在野生型和突变型两种 mtDNA。当异质性细胞发生分裂时，突变型 mtDNA 在子细胞中会生漂变，分裂旺盛的细胞通常有排斥突变型 mtDNA 趋势，经无数次分裂后，细胞逐渐成为只有野生型 mtDNA 的同质性细胞。而分裂不旺盛的细胞则会逐渐积累突变型 mtDNA，漂变的结果使其表型也发生改变。

5.mtDNA 突变率极高　因 mtDNA 中基因排列极为紧凑，因此 mtDNA 突变率比核 DNA 高 10 ~ 20 倍。高突变率造成个体及群体中 mtDNA 序列具极大差异性，任何两个人的 mtDNA，平均每 1000bp 中有 4 个不同点。人群中存在多种中性到中度有害 mtDNA 突变，且高度有害 mtDNA 突变不断增多。但有害突变会通过选择而消除，突变 mtDNA 基因普遍存在，故线粒体遗传病并不常见。

 线粒体遗传病

目前已发现人类 100 多种疾病与 mtDNA 突变相关，大多数为神经肌肉系统疾病。线粒体病临床表现呈多样化，与多系统紊乱有关。

线粒体突变临床特征：肌病、心肌病、痴呆、突发性肌阵挛、耳聋、失明、贫血、糖尿病和大脑供血异常等。在遗传病鉴别诊断时，当患者同时出现多个器官、多个组织症状，而又无法分析解释其病因时，应首先考虑线粒体遗传病。测定血浆中乳酸与丙酮酸比值有助于诊断线粒体遗传病，DNA 分析可发现各种类型突变。

（一）线粒体脑肌病

1. MERRF 综合征　又称肌阵挛性癫痫和破碎红纤维病，是一种罕见、异质性母系遗传病，具有多系统紊乱症状，包括肌阵挛性癫痫的短暂发作、不能够协调肌肉运动（共济失调）、肌细胞减少（肌病）、轻度痴呆、耳聋、脊髓神经的退化等。

破碎红纤维指大量团块状异常线粒体主要聚集在肌细胞中，电子传导链中复合物 Ⅱ 的特异性染料能将其染成红色。通常情况下，MERRF 综合征是线粒体脑肌病中的一种，包括线粒体缺陷和大脑与肌肉功能的变化。在患有严重 MERRF 综合征的患者大脑的卵圆核和齿状核发现有神经元缺失，且在小脑、脑干和脊索等部位也发现神经元缺失。MERRF 综合征初发年龄一般为童年，病情可持续若干年。

大部分 MERRF 综合征病例是线粒体基因组的转运 RNA^{Lys} 基因点突变的结果（A8344G）。此突变正式名称为 MTTK*MERRF8344G。线粒体碱基替换疾病命名包括三个部分：第一部分，确定点位，MTTK 中的 MT 表示线粒体基因突变，第二个 T 代表转运 RNA 基因，K 表示赖氨酸，说明突变发生在线粒体的 tRNA^{Lys} 基因上；第二部分，星号之后，使用描述临床特征的疾病字母缩略词，这些临床特征与特定核苷酸位点碱基突变密切相关，在这里缩略词是 MERRF；第三部分，术语 8344G 表示在核苷酸 8344 位置的鸟嘌呤（G）的变异。

例如，在神经和肌肉细胞中 90% 线粒体，存在 MTTK*MERRF8344G 突变，便会出现典型 MERRF 综合征症状，当突变线粒体所占比例较少时，MERRF 综合征症状随之变轻。此种 MERRF 突变减少线粒体蛋白质整体合成水平，产生一系列 MERRF 特定翻译产物，除了复合物 Ⅱ，所有氧化磷酸化成分含量也降低。

2. MELAS 综合征　又称线粒体脑肌病伴乳酸中毒及卒中样发作综合征，是最常见母系遗传线粒体疾病。

临床特点：40 岁以前就开始出现复发性休克、肌病、共济失调、肌阵挛、痴呆和耳聋。少数患者出现反复呕吐、周期性偏头疼、糖尿病、眼外肌无力或者麻痹，使眼水平运动受限（进行性眼外肌麻痹），眼帘、眼睑下垂，肌无力，身材矮小等。乳酸中毒是因乳酸浓度增加而导致血液 pH 下降和缓冲能力降低。MELAS 综合征患者的异常线粒体不能代谢丙酮酸，导致大量丙酮酸生成乳酸，乳酸在体液和血液中积累。MELAS 综合征患者另一特征性病理变化，是在脑和肌肉的小动脉和毛细血管管壁中，有大量形态异常线粒体聚集，虽与 MERRF 综合征症状相似，但 MELAS 综合征还是具有其独特的临床表现。

在 MELAS 综合征病例中，MTTL1*MELAS3243G 突变发生率超过 80%。碱基突变发生在两个 tRNA^{leu} 基因中的一个，值得指出的是，其发生在 tRNA$^{leu（UUR）}$ 基因上的 A3243G 突变中。UUR 代表亮氨酸转运 RNA 的密码子，前两个位置是鸟嘌呤（R），鸟嘌呤或腺嘌呤在第三个位置。一般情况下，MTTL1*MELAS3243G 是异质性的，当肌组织中线粒体 DNA 的突变 ≥ 90% 时，复发性休克、痴呆、癫痫、共济失调的发病风险就会增加。当 A3243A 突变的异质性达 40% ～ 50% 时，有可能出现慢性进行性眼外肌麻痹、肌病和耳聋。此外，MELAS 基因突变还可发生在 tRNA$^{leu（UUR）}$ 基因内 3252、3271 和 3291 位点及线粒体 tRNA^{Val}（MTTV）与 COX Ⅲ（MTCO3）基因。

目前，不同种类线粒体突变所导致临床变异较复杂。除 MELAS 外，MTTL1 基因中各种单核苷酸突变，也可产生线粒体遗传病的复杂多变表型。在某些有 A3243G 突变个体中，唯一表型特点是糖尿病和耳聋，而在 3250、3251、3302、3303 和 3260 位点突变患者中，肌病是其主要特点。心肌病则是 3260 和 3303 位点碱基替换患者所具主要症状。存在 C3256T 突变患者则表现出 MELAS 和 MERRF 两种线粒体疾病共同症状。

总之，不同线粒体 tRNA 基因突变可引起不同功能紊乱，某些线粒体 tRNA 基因突变可产生相似临床症状，而同一个 tRNA 基因不同位点突变又可导致不同临床表型。

3. 神经病伴运动性共济失调和视网膜色素变性 是一种罕见异质性线粒体病，以发育迟缓、肌无力、痴呆、抽搐、视网膜色素变性和感觉功能减退为主要特点。在线粒体 ATP6 基因（MTATP6*NARP8993G 和 MTATP6*NARP8993C）8993 位置发生的突变与此病相关，当突变基因异质性达 70% ～ 90% 时，会出现上述症状。如 8993 位置突变的异质性超过 90%，在婴儿期会发生一种致命性疾病，称 Leigh 综合征。其主要病理学特征是基底神经节和脑干部位神经元细胞的退化。体外细胞研究表明，8993G 突变阻止了复合物 V 的质子转位。

4. KSS 病 又称慢性进行性眼外肌麻痹。常见临床表现是进行性外部眼肌麻痹和视网膜色素变性。KSS 病临床表现还包括心肌的电传导异常、痴呆、癫痫、共济失调和糖尿病，发病年龄一般低于 20 岁，大多数患者在确诊后几年内死亡。

KSS 病并不表现出特定母系或核基因遗传方式，但症状表明是一种线粒体疾病。KSS 病患者线粒体分析表明，存在线粒体 DNA 结构改变，包括大片段缺失（＞ 1000bp）和 DNA 复制。线粒体基因组的这种异常可通过 Southern 杂交检测，应用线粒体特异性 DNA 探针，可确认受累者线粒体中存在的复制或缺失，序列分析可准确地确定结构异常的性质和程度。约 1/3 的 KSS 病病例与 4977bp 缺失有关，该缺失断裂点位于 ATP8 和 ND5 基因内，伴随间隔结构和 tRNA 基因缺失，大多数 KSS 病呈散发，但不排除由无症状母亲遗传而来的可能性。

KSS 病的病情严重性依赖于异质性的程度和 DNA 结构发生改变的线粒体基因组的组织分布。当肌细胞中有缺失的线粒体基因组大于 85% 时，可发生所有 KSS 病的临床特征。当异质性处于较低水平时，进行性眼外肌麻痹是主要症状，当缺失或复制的异质性基因组在造血干细胞中大量存在时，会出现一种致命且早发疾病，称 Pearson 综合征，其主要特点是血细胞无法利用铁进行血红蛋白合成，从而引起缺铁性贫血。

当存在缺失的线粒体 DNA 分子在某一组织中的含量非常高时，因线粒体部分 DNA 包括 tRNA 基因丧失，能量产生会急剧下降。同样，当含有复制的线粒体基因组增加时，线粒体基因包括 rRNA 基因过度表达将会导致氧化磷酸化（oxidative phosphorylation，OXPHOS）亚基失衡，从而影响呼吸链中蛋白复合物组装。

（二）Leber 遗传性视神经病

Leber 遗传性视神经病（leber's hereditary optic neuropathy，LHON）是一种罕见眼部线粒

体疾病，是人类母系遗传的典型病例。1871 年，由 Leber 医生首次报道。典型 LHON 首发症状为视物模糊，随后在几个月内出现无痛性、完全或接近完全的失明，两眼可同时受累。若不同时受累，在一只眼睛失明不久，另一只眼睛也会很快失明。视神经和视网膜神经元退化是 LHON 主要病理特征。另外还有周围神经退化、震颤、心脏传导阻滞和肌张力降低，有时伴随双侧失明。LHON 通常在 20 ~ 30 岁时发病，但发病年龄范围可从儿童期到 70 多岁。通常存在性别差异，男性患者是女性 5 倍。

在 9 种编码线粒体蛋白的基因（ND1、ND2、CO1、ATP6、CO3、ND4、ND5、ND6、CYTB）中，至少有 18 种错义突变直接地或间接地导致出现 LHON 表现。LHON 分两种类型：第一种类型指单个线粒体突变就足以导致出现 LHON 表型；第二种类型指少见的、需要二次突变或其他变异才能产生的临床表型，第二种 LHON 的生物学基础尚不清楚。第一种类型 LHON，90% 以上病例中存在三种突变（MTND1*LHON3460A、MTND4*LHON11778A、MT-ND6*LHON14484C），且这些患者中 11778A 突变率占 50% ~ 70%。第一种类型 LHON 家族中，同质性是很常见现象。在异质性 LHON 家族中突变线粒体 DNA 的阈值水平≥ 70%。

大多数 LHON 患者中，呼吸链复合物 I 的亚基（ND1、ND4、ND6）都存在变异。11778A 突变降低了 NAD 关联底物的氧化作用效率，3460A 突变减少了复合物 I 约 80% 活性，14484C 突变也降低复合物 I 活性。此三种主要 LHON 突变都不同程度影响呼吸链作用。复合物 I 在光诱导的神经传导通路中具有非常重要作用。

（三）线粒体心肌病

此心肌病常累及心脏和骨骼肌，患者常有严重心力衰竭，常见临床表现为劳力性呼吸困难、心动过速、全身肌无力伴全身严重水肿、心脏和肝脏增大等症状。例如，3260 位点 AG 突变可引起母系遗传的线粒体肌病和心肌病；4977 位点的缺失多见于缺血性心脏病、冠状动脉粥样硬化性心脏病等；扩张性心脏病和肥厚性心脏病均可见 7436 位点的缺失等。

心肌细胞内 mtDNA 突变发病率将随年龄增大而升高，此趋势在 35 岁后最明显。此种情况因年老后冠状动脉粥样硬化，使心肌缺血缺氧，mtDNA 易发生突变，突变后线粒体功能受到影响，从而反过来又加重心肌缺氧，呈恶性循环趋势。

（四）帕金森病

帕金森病是一种晚年发病的运动失调症，具有震颤、动作迟缓等症状，又称震颤性麻痹。少数患者有痴呆症状，患者脑组织特别是黑质中存在 mtDNA 缺失；帕金森病患者线粒体基因组中可检测到 4977bp 长的一段 DNA 缺失，缺失区域从 *ATPase8* 基因延续到 *ND5* 基因，结果导致线粒体复合体中 4 个亚单位功能失常，进而引起神经元中能量代谢障碍。帕金森病通常在中年以后发病，可能因 mtDNA 突变具有累加效应而导致。

（五）线粒体 DNA 基因突变与衰老

近年研究发现，衰老与线粒体遗传系统的突变有关。应用聚合酶链式反应（PCR）技术检测正常成人心脏和脑组织 mtDNA 突变，发现 mtDNA 有少量特异性缺失，而胎儿心脏和脑组织中没有发现此类 mtDNA 缺失，提示随年龄增长可伴有 mtDNA 损伤。实验证明，在老年大鼠 mtDNA 积累各种重排。据此推断，衰老可能是因异常 mtDNA 累积的结果。此外，在 mtDNA 缺失所致疾病中，大多数在成年期才表现出症状，并随年龄增长症状逐渐加重，因 mtDNA 突变的累积，线粒体氧化磷酸化能力逐渐降低，使细胞产生 ATP 越来越少。由此可累及脑、心肌、骨骼肌、肝、肾、肺、皮肤、卵巢等多种器官、组织一起衰老导致多种老年退化性疾病。

（六）核DNA编码的线粒体疾病

导肽（引肽）是指每一个核DNA编码的线粒体蛋白，在其N端常有一段20～80个氨基酸组成的序列，结合在线粒体外膜表面受体。线粒体受体促使蛋白质从外膜进入膜间隙或通过接触位点进入基质。进入线粒体后，核编码蛋白行使众多功能，包括在膜间隙和基质间转运分子、代谢底物、通过氧化磷酸化产生ATP、调节线粒体对铁的摄入、控制线粒体DNA复制、维持线粒体DNA结构完整性等。由核基因突变导致的线粒体功能损害较少见，但目前此种缺陷发生率正逐渐增加。

小结

遗传病指因遗传物质改变而引起的疾病。遗传病包括基因病、染色体病和线粒体病。基因病又可分为单基因病和多基因病；染色体病则可分为染色体数目异常引起的疾病和染色体结构异常引起的疾病。

单基因病指受一对等位基因控制的疾病，其遗传方式符合孟德尔遗传定律。研究单基因病常用系谱分析的方法。不同单基因病系谱特点有显著差异。

多基因病指疾病受多对微效基因控制，微效基因的作用可以相互累加，同时微效基因在控制性状时还要受环境的影响。

染色体病是因染色体数目或结构异常所引起的疾病。常见染色体病有21三体综合征、先天性睾丸发育不全综合征和先天性卵巢发育不全综合征。

线粒体遗传病是因mtDNA突变引起的人类疾病。mtDNA是被称为核外遗传因子或人类第25号染色体，具有突变率极高、同质性与异质性、母系遗传、遗传密码不同于能用密码、具有半自主性等特点。

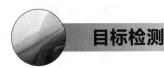

目标检测

一、名词解释

1. 携带者　2. 阈值　3. 微效基因　4. 嵌合体
5. 核型

二、填空题

1. 单基因病是受一对_____影响而产生的疾病。

2. 携带多指症显性致病基因的个体，并未表现出多指症状，这种现象属于常染色体显性遗传方式中的_____。

3. 父母都是B型血，生育了一个O型血孩子，这对夫妇再生孩子的血型可能是_____和_____，概率分别是_____和_____。

4. 群体易患性平均值与阈值相距较远，则群体发病率_____。

5. 某种多基因病男性高于女性发病率，女性患者后代发病风险_____。

6. 一个个体内具有两种或两种以上核型的细胞系，该个体称为_____。

三、选择题（以下每一道题下面有A、B、C、D、E五个备选答案，请从中选择一个最佳答案）

1. 人类AB血型的遗传方式属于（　　）

A. 完全显性　B. 不完全显性　C. 共显性
D. 不规则显性　E. 延迟显性

2. 在X连锁隐性遗传病中，男患者的基因型为（　　）

A. X^AY　　　B. X^aY　　　C. X^AY^A
D. X^AX^A　　E. X^AX^a

3. 血友病属于X连锁隐性遗传病。一个男性

血友病患者，其父母、祖父母均正常，其亲属不可能患此病的人是（　　）

A. 外祖父　　B. 姨表兄弟　　C. 姑姑

D. 外甥　　E. 兄弟

4. 女儿为红绿色盲（XR），她的色盲基因来自（　　）

A. 父亲的 Y 染色体　　B. 父亲的常染色体

C. 母亲的常染色体

D. 父亲的 X 染色体和母亲的 X 染色体

E. 父亲的 Y 染色体和母亲的 X 染色体

5. 多基因遗传由 2 对（或以上）等位基因控制，这些基因的性质是（　　）

A. 隐性　　B. 显性　　C. 隐性和显性

D. 共显性　　E. 以上都不是

6. 下列不符合数量性状描述的是（　　）

A. 一对性状存在着一系列中间过渡类型

B. 一个群体是连续的

C. 一对性状间差异明显

D. 分布近似正态曲线

E. 性状之间没有显性和隐性之分

7. 多基因病的遗传率越高，则表示该种多基因病（　　）

A. 只由环境因素起作用

B. 由单一的遗传因素起作用

C. 遗传因素起主要作用，环境因素作用较小

D. 环境因素起主要作用，遗传因素作用较小

E. 遗传因素和环境因素作用相同

8. 先天性幽门狭窄是一种多基因遗传病，群体中男性发病率是女性的 5 倍，下列哪种情况的子女再发风险最高（　　）

A. 男患者的儿子　　B. 男患者的女儿

C. 女患者的儿子　　D. 女患者的女儿

E. 女患者的儿子及女儿

9. 一种多基因病的再发风险（　　）

A. 与该病的遗传率大小有关，而与一般群体发病率大小无关

B. 与该病的一般群体的发病率大小有关，而与遗传率大小无关

C. 与该病的遗传率大小和一般群体的发病率大小都有关

D. 与该病的遗传率大小和一般群体的发病大小都无关

E. 与亲缘关系的远近无关

10. 近端着丝粒染色体之间通过着丝粒融合而形成的易位称为（　　）

A. 单向易位　　　　B. 串联易位

C. 罗伯逊易位　　　D. 复杂易位

E. 不平稳易位

11. 染色体非整倍性改变的机制（　　）

A. 染色体不分离　　　B. 染色体易位

C. 染色体断裂与异常重接

D. 染色体核内复制　　E. 染色体倒位

12. 某一个体核型为 46, XX/47, XX, +21。表明该个体为（　　）

A. 性染色体结构异常

B. 性染色体数目异常的嵌合休

C. 常染色体结构异常

D. 常染色体数目异常的嵌合休

E. 以上都不是

13. 真核细胞的核外 DNA 存在于（　　）

A. 核膜　　B. 线粒体　　C. 内质网

D. 核糖体　　E. 高尔基复合体

14. 患者正常同胞中有 2/3 为携带者的遗传病是（　　）

A. 常染色体显性遗传病

B. 常染色体隐性遗传学

C. X 连锁显性遗传病

D. X 连锁隐性遗传病

E. Y 连锁遗传病

四、简答题

1. 丈夫 B 型血，他的母亲是 O 型血，妻子是 AB 型血，则后代可能出现什么血型？不可能出现什么血型？

2. 一个并指（AD）男性与一正常女性结婚，生了一个白化病（AR）孩子，问他们再生一个健康孩子的可能性有多大？

3. 一色觉正常的女性，其父亲是色盲（XR），这个女性与一色盲男性结婚，问他们子女患病的情况是什么？

（周玉金）

第8章 生命与环境

在漫长的地球生物进化史中，人类及地球生物与自然环境逐渐形成一个统一整体。人类及地球全部生物都生活在地球自然环境中，在生物长期进化过程中与地球自然环境保持密切联系。一方面，人类及生物都须从自然环境中不断摄取营养物质和能量，受自然环境条件限制；另一方面，人类及生物的生命活动又能够直接或间接地在不同程度上影响甚至改变其生存的自然环境。

自18世纪60年代工业革命以来，世界范围内的工业化、城镇化的迅速发展，使得现代人类的生活与生产活动对地球自然环境及所有生物（包括人类自身）的生存环境影响日益强大，由此，广泛而深刻地影响到人类自身及地球全部生物的生存与可持续发展。特别是随着人口增长和科技进步，人类社会出现全球性的人口、粮食、资源、能源和环境五大危机。

第1节 环境分析

一 环境组成

自然环境是人类及生物生存发展的物质基础，人类生存所依赖的自然环境如发生改变，可引发人类疾病发生，此时自然环境就成为人类的致病因素。

人类及生物无论生活在何种环境下，都会受到自然环境中多种生态因素的影响，环境组成主要包括非生物和生物两大因素。非生物因素指温度、水、光、土壤、大气等多种自然环境因素；生物因素指种内和种间两大关系。

（一）非生物因素

1.温度　人类及生物的新陈代谢需要在适宜温度范围内进行，因此，温度对人类及生物的生存、生殖、生长发育、行为活动及分布等具有重要影响。

2.水　水是人类及生物体重要组成，构成一切生命有机体的组织内环境，参与人类及生物体内外环境物质运输和交换，因此，没有水就没有生命。

3.光　光是地球生命的最初能源。在阳光下植物才能进行光合作用，制造有机物并贮存能量，人类及其他生物直接或间接依赖植物而生存。

4. 土壤　人类及陆生生物的生存都直接或间接地依赖于土壤，土壤中贮存着人类及生物所必需的多种元素与营养物质，土壤是人类及大多数生物栖息场所。例如，多数植物生长发育最适土壤 pH 为 5.5 ~ 6.9，过酸、过碱都不利于植物生长。

5. 大气　大气是多种物质混合物，其中，氮气约占 79%，氧气约占 21%，二氧化碳约占 0.04%，此外还有少量水蒸气及惰性气体。

氧气是人类及众多生物所必需，人类及生物通过有氧呼吸，分解有机物提供能量，保证生命活动进行。例如，氧气含量低于 21%，动物会出现呼吸和血液循环加快现象，氧气含量少于 10% 时，人会感到恶心、呕吐。氧气供应缺少时，会造成动物代谢速率降低，无法产生足够能量，生长发育受阻甚至危及生命。

二氧化碳是植物光合作用主要原料，是影响气候变化主要因素之一。据研究，二氧化碳能吸收从地面辐射的热量，大气中二氧化碳每增加 10%，地表平均温度升高 0.3℃。温室效应指太阳短波辐射透过大气射入地面，地面增暖后放出长波辐射被大气中二氧化碳等物质吸收产生大气变暖效应，即大气保温效应。

（二）生物因素

生物因素（即生物因子）指存在于地球生物圈中的所有生物类型，即每一生物都与其生存环境中的其他生物共同生存，彼此间互称为生物因子，表现出同一环境中不同生物种类及个体间的相互影响作用关系。

1. 种内关系　种内关系是指同种生物个体间相互影响的作用关系。种内关系体现在群聚效应、拥挤效应和种内竞争三种表现形式。群聚效应有利于同种生物的觅食、繁殖、防御等；拥挤效应是指同一物种个体数量过多，超过共同的生存环境承载能力时，造成个体生活及生殖能力下降的有害现象；种内竞争是指个体间因食物、繁殖、栖息场所等生存条件，而发生的相互间的打斗及残食等现象。

2. 种间关系　种间关系是指不同物种之间因食物、繁殖、栖息场所等相互影响作用的一系列复杂关系。最基本的是生物种间的物质能量营养关系，如动物、植物和微生物之间的错综复杂的食物能量营养关系；同时，也可能是人类疾病发生的原因，如病原微生物可引发人类疾病等。

二　环境因子间的相互关系

在地球及生物演化发展过程中，自然环境中的温度、水、光、土壤、大气等非生物因素与生物种内外的生物因素，构成了缺一不可的相互影响、相互作用的极其复杂关系。

非生物因素是地球自然环境的基本控制因素，是地球生物发生、存在和演化的物质基础；同时，生物因素又在一定程度上影响和改变着自然环境。特别是已掌握现代科学技术的现代人类，其日益强大的生产能力与高耗能的生活方式，对地球自然环境的积极的和消极的影响也日益增强。

第 2 节 种群和环境

 种群概念及其基本属性

（一）种群的概念

种群是指生活在一定自然地域内的同一物种多个个体的集合。在地球生物的自然进化过程中，物种通常以种群形式存在。例如，池塘中所有鲤鱼构成一个种群。

（二）种群的基本属性

种群中的个体通过复杂的种内关系而构成统一整体，维持物种生命延续与生存演化。基本特征包括种群密度、出生率、死亡率、年龄组成和性别比例等。

1. 种群密度　种群密度是指单位面积或单位容积中个体数量，如 1 亩水体中鲤鱼的个体数量。其也可用生物量（如活重、干重、体积等）表示。

2. 出生率与死亡率

（1）出生率指种群的平均繁殖力，表示种群中个体在单位时间内繁殖的新个体数，受性成熟时间、每胎产仔数目、生殖与孵化周期和育龄长短等多因素限制。2015 年，中国总和生育率为 1.05，其是全球最低，而保持人口规模基本稳定需达 2.1。

（2）死亡率指种群死亡的平均速率，表示种群中个体在单位时间内死亡个体数。死亡率大小取决于种群遗传特性、年龄结构和生活条件等限制因素。

3. 年龄组成　种群年龄组成指种群中各个年龄期个体所占比例。由于不同年龄死亡率不同，而能够繁殖后代的个体又仅限于特定年龄段，因此，种群年龄组成可分为三种类型。

（1）增长型：种群中幼年个体多于老年个体，种群密度变大，处于发展期。

（2）稳定型：种群中各年龄个体数比例适中，种群密度稳定，处于稳定期。

（3）衰退型：种群中幼年个体少于老年个体，种群密度变小，处于衰退期。

4. 性别比例　性别比例是指种群中雌雄个体数比例，性别比例对种群密度具有重要影响。

人口出生性别比国际常用标准为：每出生 100 个女婴，应出生 100 ～ 107 个男婴。2010 年中国第六次人口普查结果表明：男性为 686 852 572 人，占总人口 51.27%；女性为 652 872 280 人，占总人口 48.73%，性别比（以女性为 100，男性对女性的比例）为 105. 20。中国性别比基本符合国际标准，但一些局部地区出现的性别比例失调情况应予以重视。

 种群数量变动及种群调节

种群密度、出生率、死亡率、年龄组成和性别比例等限制性影响因素，直接或间接地影响种群数量变动及种群调节。种群密度是种群最基本特征，可直接影响生态系统结构和功能，不同物种的种群密度，在相同环境条件下具有很大差异性，同一物种种群密度因环境变化而变化。例如，夏天蝗虫种群密度较高，天气较冷时蝗虫种群密度会降低。出生和死亡率与环境因素密切相关，是决定种群大小和密度的重要条件。性别比例可限制性影响种群密度，如用人工合成性引诱剂诱杀有害昆虫雄性个体，改变昆虫种群正常性别比例，限制雄性与雌性交配，从而明显降低该种群密度。年龄组成与种群数量动态变化密切相关，对预测种群数量变化趋势具有重要意义。因此，在多种因素共同影响作用下，种群数量处于动态变化中。

第 3 节 群落与环境

 群落概念及其基本特征

（一）群落的概念

生物群落（简称群落）是指一定自然区域内具有直接或间接关系的各种生物种群的总和。例如，农田中有作物、杂草等植物，有昆虫、鸟、鼠等动物，还有细菌、真菌等微生物，它们彼此在生活中密切联系，共同组成一个生物群落。

（二）群落的基本特征

1. 群落物种的多样性　生物群落通常由植物、动物和微生物共同组成。

2. 群落物种的空间分布性　包括垂直分布与水平分布。例如，森林中各个生物种群具有明显分层现象，高大乔木占据森林上层，往下依次是灌木和草本植物；动物也存在类似分布，鹰、猫头鹰等动物大多在森林上层活动，大山雀、柳莺等小鸟在灌木层活动，鹿、野猪等动物在地面活动，在枯叶层和土壤中还有许多低等动物（如蚯蚓）和微生物。上述两种情况即群落的垂直分布。水平分布指因地形起伏、光照、温度和湿度等影响因素，不同区域存在着不同的生物种群。

3. 优势生物种群　具有对生物群落起决定性控制作用的优势生物种群。

4. 生物种群的演替现象　随时间与自然环境条件的变化的群落具有生物种群的演替现象。

 生态系统

（一）生态系统的概念

生态系统（简称生态系）是指生物群落与自然物质环境相互作用构成的统一整体。生态系统可大可小，生物圈是地球最大生态系统，包括地球所有生物及其无机环境。生物圈还可细分出很多小生态系，如森林、草地、池塘、农田等都可各自成为一个局部的生态系。

（二）生态系统的基本特征

1. 生态系统的物质循环　物质循环是指生态系统中的 C、H、O、N、P 和 S 等基本元素，持续进行着从无机环境到生物群落，又从生物群落回到无机环境的循环过程。地球最大生态系统生物圈中的物质循环具有全球性（又称生物地球化学循环或生物地化循环），其中最为典型的物质循环为碳、氮和水的循环过程。

2. 生态系统的能量流动　能量流动是指生态系统中能量的输入、传递和散失的过程。生态系统中各营养级生物个体都需获取足够能量才能维持其生命活动。地球生态系统所需最初能量源自太阳，生态系生产者通过光合作用，将太阳能转变成化学能储存于有机物中，随后沿生态系营养级，逐级传送递减，能量流动效率为 10% ~ 20%，表现出单向流动和逐级递减的特性。

3. 生态系统中物质循环和能量流动的途径　任何生态系统都由生产者、消费者和分解者及无机物质和能量所组成。

无机物质和能量包括阳光、热能、空气、水分和无机盐等；生产者指能利用太阳能，通过光合作用，把无机物合成有机物，将光能转变成有机物中的化学能的生物，是生态系统的主要成分；消费者指不能自我合成有机物，通过摄取有机物维持生命，其生存需直接或间接依赖绿色植物的生物，可分为初级、次级、三级消费者等；分解者指可分解有机物，同时获得能量而维持自身生命活动的微生物。细菌和真菌等能将动植物遗体、排泄物和残落物中所含有机物逐渐分解成无机物回到自然环境中，重新被绿色植物再利用。

总之，生态系统中物质循环和能量流动的途径，由上述四种基本组成构成一个封闭而又开放的动态体系，流经整个生态系统的能量，是生产者固定的太阳能，沿食物链各个营养级逐级流动。物资循环与能量流动过程可概括如下：生态系统中的自然环境无机物质和能量→生产者→消费者→分解者→自然环境中的无机物质。从而，形成了错综复杂的食物链（捕食、寄生、腐生），构成了一个环环相扣的食物营养与能量流动关系网，缺一不可。

（三）生态平衡、自净作用与生态失衡

生态平衡是指生态系统中生产者、消费者和分解者之间能够保持较为稳定的能量流动和物质循环的动态平衡状态或过程。

生态系统自净作用是指生态系统具有自动调节其能量流动和物质循环，使之达到较为稳定的动态平衡状态的反馈机制。生态系统自动调节能力取决于该生态系统组成和营养结构，成分越多样、结构越复杂，自动调节能力就越强，生态平衡就越稳定。反之，生态系统成分单纯、结构简单，其自动调节能力就越弱。

生态失衡是指外来影响因素超过生态系统自我调节能力，稳定的生态平衡被破坏的现象。生态系统自动调节能力有一定限度，如外来干扰因素超过此限度，生态平衡就会被破坏。引起生态失衡的原因包括自然和人为因素两类，自然因素指各种自然灾害，如火山爆发、海啸、台风、地震和流行病等；人为因素是指现代人类的高耗能生产生活方式对自然资源的过度利用，造成大气、水体和土壤等环境污染。目前，尤其以人为因素破坏更为严重。

第4节 人类与环境

当今世界面临的自然资源破坏、环境污染、粮食匮乏、能源枯竭和人口剧增五大社会问题，其都与生态环境失衡息息相关，直接威胁人类健康生存与可持续发展，因此，人类需保护好自然生态环境质量，并与地球自然环境和谐共处。

一 自然资源的快速衰减

自然资源是人类社会可持续发展的物质基础，一旦遭受破坏，将给人类生产、生活带来灾难性危害。自然资源分为三类：一是可再生资源，即生物资源，能科学管理合理利用，取之不尽，用之不竭；二是生态资源，包括阳光、水、风和土壤等，其总供应量不会因人类利用而减少；三是非再生资源，即矿物资源，如煤、石油、天然气和各种金属矿物等，其储量有限，不可再生。

（一）水资源

水是人类和地球生物赖以生存和发展的物质基础。生物地球化学循环靠水进行调节。能量传递离不开水，物质循环也离不开水。水资源可通过陆地—海洋—陆地之间的自然过程不断循环更新。

全世界水总储量为 14 亿 km^3，海水占 97.2%，淡水约 3%，主要分布于地球两极。江河湖

沼中淡水占总量不足 1%。统计显示，人类所用淡水量惊人，每生产 1 吨化肥，耗水约 1000 余吨，每种植 667 m² 小麦需浇水 40 ~ 50 吨，城市人均生活用水量约 90L/d。水资源的过度浪费，使很多地方出现水荒。因大量抽取消耗地下水，很多城市因缺乏水补充，水位下降引发大城市地面下沉。

（二）森林资源

森林是人类及所有生物生存环境的绿色屏障。森林具有调节气候、涵养水源、保持水土、防风固沙和净化空气等作用。森林是可再生资源，合理采伐，及时更新，保护和利用并重，使森林资源得到更好保护和发展。

千百年来人类掠夺式采伐森林，使世界上森林越来越少。据统计，地球每分钟有 20hm²（1hm²=10000m²）森林被毁，全世界森林面积至目前已减少一半。大面积毁林开荒使森林减少，森林生态系统遭到极大破坏，加剧水土流失，严重影响气候，导致全球生态环境恶化，加大自然灾害频率，已严重威胁到人类的可持续发展。

（三）草原资源

草原资源是可再生资源，全世界草原面积达 3000 万 km²，占陆地面积 23%。我国各类草地面积约 4 亿 hm²，分布于西部和西北部，占国土面积 41.7%，占世界草原面积 9.5%，居世界第二位。缺乏对草原的科学合理利用、过度放牧和盲目开垦是导致草场沙漠化的主要原因。目前我国草原面积正急剧减少，草场退化严重，许多草原正在沦为寸草不生的荒漠，使部分地区群众生活造成严重威胁。因此防止草场沙化是我国面临的一项重大任务。

（四）水产资源

海洋占地球面积 71%，是水产资源主要生产基地。海洋生物约 20 万种。海洋动物蛋白质和维生素含量较高，各种氨基酸均衡，易为人体消化吸收，具有很高食用价值。海洋生物资源是可再生资源，如合理利用海洋资源，每年可提供 30 亿吨鱼类和贝类，因过度捕捞和环境污染，使可利用鱼类和贝类每年仅 1 亿吨。

近海污染物主要来自城市工业废水、生活污水，海港、船舶排放物等。石油污染导致海洋生物死亡，氮磷污染导致水体富营养化，引发赤潮频繁发生。

（五）动植物资源

地球现存生物为 300 万 ~ 1000 万种。地球新物种不断产生，也不断有物种灭绝，自然条件下物种灭绝速率较缓慢。据国际自然和自然资源保护同盟统计资料，1960 ~ 1970 年，已消失哺乳动物约 36 种，鸟类 94 种。濒临灭绝的哺乳动物 120 种，鸟类 180 种。约 25 000 多种植物濒于灭绝。其主要原因是人类生产生活的过度活动，造成了众多物种正惊人速率从地球消失。

二 环境污染

环境污染是指因人为因素干扰，自然环境的生态平衡遭到破坏。其主要为大气、水体、土壤、噪声和食品污染等，环境污染严重威胁人体健康和物种延续。

（一）大气污染

大气污染是指大气中的污染物（或二次污染物）浓度达到危害人体健康的现象。大气污染物可分为固体和气体污染物两大类。固体污染物指尘埃，据测算全世界每年有 2 亿吨尘埃进入大气，部分尘埃通过人体呼吸，可引发鼻炎、呼吸道等疾病。例如，职业性疾病"硅尘沉着病"，即由尘埃沉积肺内引起。

（二）水污染

水污染是指因自然或人为因素的污染物造成水体水质恶化、破坏生态环境、危害人体健康的现象，人为因素污染对水体危害较大。水污染分为化学、物理和生物性污染。化学性污染为含酚、苯、氰、汞、铬、铅、镉和砷等工业有害污水；物理性污染为工业排放的热能及放射性物质等；生物性污染为病毒、细菌等病原微生物。水体污染严重危害人体健康，饮用含化学致癌物（砷、铬、苯胺等）污水，可发生急慢性中毒，诱发癌症甚至导致死亡。水体的病原污染可引发病毒性肝炎、细菌性痢疾等传染病，以及血吸虫病等寄生虫疾病。

（三）土壤污染

土壤污染是指有害物或分解物在土壤积累，被人体间接吸收，危害人体健康的现象。其分为有机物和无机物污染两类。无机污染物包括酸、碱、重金属（铜、汞、铬等）、盐类，含砷、硒和氟等。有机污染物包括农药、化肥、石油、氰化物和生活污水等。土壤污染可污染农产品，通过食物链富集动物体内，人类位于最高营养级，所受危害最大。例如，"骨痛病"，1960 年前后日本富士山县工厂排放含铬污水，农民用被污染的河水灌溉稻田，稻田土壤含铬量增高，居民和家畜因食用高含铬量稻谷而中毒，导致全身性神经剧痛，骨骼钙质受到破坏，骨骼软化萎缩，同时引发肾病、内分泌失调等症状。

（四）噪声污染

环境噪声是指工业生产、建筑施工、交通运输和社会生活中所产生的干扰人类生活环境的声音。噪声污染危害表现为：噪声使人心情烦躁，精力无法集中，影响工作、休息和心理健康；在噪声中长期工作，损害听觉，听力下降甚至噪声性耳聋；噪声使人心率加快，血压升高，诱发胃溃疡和内分泌功能紊乱等。

（五）食品污染

食品污染是指食品原料及成品遭受污染的现象。食品来自自然环境，环境质量直接影响食品质量，食品污染对人类健康危害最大。食品污染源自化学、物理和生物性污染。重金属、化学农药、石油、二氧化硫、氮氧化物等化学污染物质，随气流、水流和食物链在全球范围内扩散，在动植物体内富积，污染人类食物，威胁人体健康。例如，硝酸盐污染可在人体胃肠中与胺类物合成强致癌物（亚硝胺），引发胃癌和食管癌，可使婴幼儿血液失去携氧功能，出现中毒症状等。食品污染主要由病原微生物引起，生物性污染包括沙门菌、金黄色葡萄球菌、大肠埃希菌、肉毒杆菌和李斯特菌等致病性细菌。

三 人口的快速增长

现代人类处于地球生物圈食物链最高层，消耗占用的自然资源数量越来越多。由此，引发出粮食、资源、能源和环境等一系列生态问题，人口问题是地球所有生态问题的根源，地球上所有的生态问题都因人类的过度活动而引起。

（一）人口激增加重资源负荷

自现代人类诞生以来，世界人口持续增长，全球人口增长速率越来越快。历史统计数据显示：1804 年，世界人口约 10 亿，123 年后的 1927 年达 20 亿，47 年后的 1974 年达 40 亿，

13 年后的 1987 年上升为 50 亿。联合国人口司统计 2000 年 10 月 12 日全球人口达 60 亿。即从 1987 年的 50 亿到 2000 年的 60 亿，仅用 13 年时间。中国人口也快速地增长，1949 年约 5.416 9 亿，1989 年达 11.067 6 亿，2000 年约 12.658 亿，2010 年约 13.397 亿，2016 年末，中国大陆总人口为 13.8271 亿。世界人口的爆炸式增长，人口巨浪及其持续上升的资源过度消费，把人类对自然资源的索取推向超出地球可承载的自然极限，导致生态环境遭受严重破坏。

（二）人口增长引发粮食危机

20 世纪中叶以来，全球耕地增加了 19%，而世界人口却增长了 132%。人口激增使耕地相对减少，随着人均粮食面积缩减，许多国家承受着粮食无法自给自足的危险。随着人口增长和人类生产生活水平的持续提高，土地、水及其他自然资源、能源等愈加紧张稀少，特别是在广大的发展中国家，已引发空前的社会与生态危机。

（三）人口激增导致环境污染

随着全球人口的急剧增加，地球自然环境污染日趋严重，目前，世界各个国家都已加大了对自然环境的治理力度。环境污染详细状况如前所述。

总之，针对目前全球性的一系列自然环境生态问题，应大力控制世界人口急剧增长，科学地审视人类活动对自然生态系统的胁迫效应和负面影响。在开发利用地球生物圈中各种自然资源，创造社会和个人财富的过程中，尊重自然，善待地球，遵循自然环境生态科学规律，使地球生物圈赐予人类的自然资源能够被人类可持续利用，使人类能够与大自然和谐共处，持续拥有美好的地球家园，实现人类社会与自然环境的可持续健康发展。

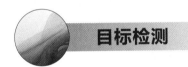

目标检测

一、名词解释

1. 种群　2. 群落　3. 生态系统　4. 生态平衡

二、填空题

1. 非生物因素指_____、_____、_____、_____等；生物因素指_____和_____两大关系。

2. 种群的基本特征包括_____、_____、_____和_____等。

3. 任何生态系统都由_____、_____、_____及_____和_____所组成。

4. 当今世界面临着_____、_____、_____、_____和_____五大社会问题。

三、选择题（以下每一道题下面有 A、B、C、D、E 五个备选答案，请从中选择一个最佳答案）

1. 造成自然生态环境污染问题的主要原因是（　　）

A. 动物　　B. 植物　　C. 微生物

D. 人类　　E. 人类活动

2. 构成"温室效应"和影响地球气候变化的主要物质是（　　）

A. 氧气　　B. 氮气　　C. 二氧化碳

D. 氢气　　E. 一氧化碳

3. 地球上最大的生态系统是（　　）

A. 陆地　　B. 海洋　　C. 大气

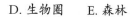
D. 生物圈　　E. 森林

4. 地球生态系统所需的最初能量源自（　　）

　　A. 海啸　　　B. 太阳　　　C. 火山

　　D. 月亮　　　E. 飓风

5. 能吸收转化光能，又能将无机物合成有机物的是（　　）

　　A. 植物　　　B. 食肉生物　　　C. 人

　　D. 微生物　　E. 食草生物

四、简答题

1. 简述自然环境的组成与作用。

2. 简述生态系统的物质循环、能量流动及其途径。

3. 简述你在日常生活、学习、工作中是怎样节约资源和保护环境的。

（王　懿）

第9章 生物技术在医学领域的应用

　　21世纪，生命科学引领世界科技最前沿，生物新技术已广泛应用于医药卫生、农林牧渔、轻工食品、化工能源等领域，对促进传统产业技术改造、新兴产业形成、人类社会生活影响深远。尤其对人类自身的健康长寿、食品短缺、环境保护和经济可持续发展等影响作用日益显著，未来世纪，必将是生物新技术新革命的崭新世纪。

第1节　生物技术概论

 生物技术的定义

　　生物技术指应用生命科学和工程学基本原理技术，对动植物、微生物等有机体进行人工操作，以实现人类特殊需求的综合性技术体系，又称生物工程。

考点：生物技术的主要分类

 生物技术的种类及其相互关系

　　依据生物技术的不同操作对象和技术，可分为基因、细胞、酶、发酵、蛋白质等工程，上述工程技术之间可相互联系与渗透。例如，基因工程、细胞工程所需酶大多要依靠酶工程获得，酶工程中酶制剂主要通过发酵工程生产，发酵工程中菌种选育又会应用基因工程或细胞工程方法。基因工程技术是生物技术的核心技术，能促进其他生物技术的相应发展。

 生物技术发展史

　　生物技术可分为传统生物技术和现代生物技术。

（一）传统生物技术的发展

　　史前时代，在中国，石器时代后期，人们已会利用谷物造酒，掌握了最早的发酵技术；周代后期，已能制作豆腐、酱和醋，并沿用至今；公元10世纪，已有预防天花的活疫苗，明代已广泛接种痘苗以预防天花。在西方，公元前 4000 年，苏美尔人和巴比伦人已掌握啤酒发酵技术；埃及人在公元前 3000 年，就已开始制作面包。

（二）现代生物技术的发展

现代生物技术起源于传统生物技术，是现代生命科学的一门新兴综合学科。

现代生物技术以 20 世纪 70 年代 DNA 重组技术的建立为标志。1944 年，Avery 等阐明 DNA 是遗传信息携带者。1953 年，Watson 和 Crick 提出 DNA 双螺旋结构。

DNA 半保留复制的阐明开辟了分子生物学研究新纪元。1961 年，Khorana 和 Nirenberg 破译遗传密码，揭开了 DNA 编码的遗传信息是如何传递给蛋白质的规律。1972 年，Berg 首先实现 DNA 体外重组技术，标志着生物技术的核心技术基因工程技术的诞生。

以基因工程为核心，带动了现代细胞工程、现代酶工程、现代发酵工程及蛋白质工程的发展，形成了具有划时代意义和战略价值的现代生物技术。

第 2 节　基因工程与应用

考点：基因工程的概念

 基因工程的概念

基因工程指按照人类特定设计目标，将某种特定基因，通过载体或其他手段导入受体细胞，使其在受体细胞中增殖并表达的一种遗传学操作技术。

利用基因工程方法，可将来自任何一种生物的特定基因置入与其毫无亲缘关系的新受体生物细胞（又称寄主细胞）中，也可让一种确定 DNA 片段在新受体细胞中进行扩增，从而为遗传育种和分子生物学研究开辟了崭新途径。

考点：基因工程技术的步骤

 基因工程技术和步骤

（一）基因工程技术

基因工程核心技术是 DNA 重组技术，即利用供体生物的遗传物质或人工合成的基因，经过限制性内切酶切割后，与适当的载体连接起来形成重组 DNA 分子，然后再将重组 DNA 分子导入受体细胞或受体生物，构建转基因生物，该种生物就能按人们事先设计好的蓝图表现出另外一种生物的某种性状。除 DNA 重组技术外，基因工程还包括基因的表达技术、基因的突变技术、基因的导入技术等。

（二）基因工程的步骤

基因工程一般分为以下几个步骤。

1. 目的基因的分离　从复杂的生物有机体基因组中，经过酶切消化或 PCR 扩增等步骤，分离取得符合设计要求的 DNA 片段，即目的基因。

1968 年，汉密尔·史密斯（H. O. Smith）博士第一次从大肠埃希菌中提取出了限制性内切酶，它能在 DNA 上寻找特定"切点"，将 DNA 分子的双链交错地切断。限制性内切酶（又称"分子剪刀"），可完整地切下选定的特定基因。自 20 世纪 70 年代以来，已分离提取 400 多种"分子剪刀"。当然，能对 DNA 分子进行有目的切割甚至编辑的还有 CRISPR-Cas、CRISPR/Cpf1、CRISPR/C2c2 等。

链接

CRISPR-Cas9 基因编辑技术

很多疾病是由发生在基因组内的病变引起的。基因组是一组长达 30 亿个字母组成的长串信息。人体每一个细胞都有这样一组基因，而且大部分同物种的基因组的排列顺序是一样的，但当发生病变时，某一小段的基因排列顺序和标准基因组不一样。我们要做的就是把病变的基因找出并加以修正，而在人类基因组中找到病变的一小段，若没有合适的工具，无疑是天方夜谭。

CRISPR-Cas9 就是这个工具，它好比 Word 文档中的搜索快捷键。在大脑中，Cas9 就像那个搜索功能，我们把一个含有特定位置信息的 RNA 输入到这个搜索框中，然后 Cas9 就会带着这一串 RNA 信息进入基因组，去找到对应的那个病变位置，找到后，Cas9 会在相应的地方把基因组剪开，就像光标找到了位置。这时，我们之前准备的 RNA 就会和细胞内的系统进行合作，把我们准备好的基因信息输入进去。

在基因克隆和后续修饰加工过程中，还需其他工具酶，如 DNA 连接酶、DNA 聚合酶、碱性磷酸酶、核酸酶等。DNA 分子链被切开后，还需缝接起来以完成基因拼接。1967 年，魏斯和理查德森发现并提取出 DNA 连接酶，此酶可将两个 DNA 片段连接起来，修复好 DNA 链断裂口，是"缝合"基因的"分子针线"。在 DNA 聚合酶催化下，可实现 DNA 体外合成，如大肠埃希菌 DNA 聚合酶 I、Taq DNA 聚合酶、反转录酶等。碱性磷酸酶可用于去除 DNA 片段 5′ 端的磷酸基团，以防自身环化，包括细菌碱性磷酸酶（bacterial alkaline phosphatase，BAP）、小肠碱性磷酸酶（calf intestinal alkaline phosphatae，CIP）等。核酸酶具有降解 DNA 和 RNA 的作用，不同核酸酶具不同作用方式和用途。

2. 目的基因的重组　在体外将目的基因连接到能够自我复制的并具有选择标记的载体分子上，形成重组 DNA 分子。

将目的基因运送到受体细胞中去，需寻找一种分子量小、能自由进出细胞的载体。载体应当具备三个基本条件：①具有外源基因插入定位；②能携带外源 DNA 进入受体细胞，并在细胞质中自我复制，或整合到受体细胞的基因组中随染色体的复制而复制；③具有选择标记，便于阳性转染细胞进行筛选。目前常用的载体有质粒、噬菌体和病毒等。

3. 转移重组 DNA　将重组 DNA 转移到适当受体细胞，并与之共同增殖。

4. 筛选重组 DNA 受体细胞　从大量细胞繁殖群体中，筛选出获得了重组 DNA 分子的受体细胞。

5. 克隆受体细胞　将筛选出来的受体细胞克隆，提取出已经得到扩增的目的基因，供进一步分析研究使用。

6. 目的基因的表达　将目的基因克隆到表达载体上，导入受体细胞，使之在新的遗传背景下实现功能表达，产生人类需要的物质。

三 基因工程在医药领域的应用

基因工程在现代医药领域的应用十分广泛，涉及新药开发、疾病的预防与诊断、新型治疗技术等。

（一）开发制造新型药品

细菌与人体在遗传体制上差异较大，人类所需的许多蛋白质类药物用细菌生产往往无生物活性，最终，人类终于探索发明了基因工程。从1982年重组胰岛素批准上市以来，已有近40种基因工程蛋白质药物投放市场，如人生长激素释放抑制激素、人胸腺激素α-1、人胰岛素、人生长激素、人干扰素、肿瘤坏死因子等，其主要用于治疗癌症、血液病、艾滋病、乙型肝炎、细菌感染、代谢病、外周神经病、心血管病、糖尿病、不孕症等疾病。

（二）疾病的预防和诊断

公元10世纪，中国人就已掌握种痘预防天花，是利用生物技术手段预防疾病的最早例子。基因工程生产重组疫苗可达安全、高效目的，如病毒性肝炎疫苗、肠道传染病疫苗、寄生虫疫苗、流行性出血热疫苗等。

利用基因工程技术还可生产诊断用DNA试剂（又称DNA探针），主要用来诊断遗传性疾病、传染性疾病和肿瘤等。基因芯片是近年来发展起来的一种高通量、高特异性的DNA诊断新技术。

（三）基因治疗

利用导入正常基因来治疗由基因缺陷而引起的疾病，一直是人类追求的目标，但其技术难度大。1990年9月，美国食品药品监督管理局（FDA）批准用ADA（腺苷脱氨酶）基因治疗严重联合型免疫缺陷病，并取得较好疗效，标志着基因治疗人类疾病的诞生。目前，基因治疗已用于恶性肿瘤、遗传病、代谢性疾病、传染病等的治疗。

第3节　细胞工程与应用

案例9-1

小李夫妇今年30岁，家住农村，婚后多年无子。

现经检查发现，小李妻子患有严重的子宫内膜异位症，两人非常期盼能有自己的孩子，医生建议可做"试管婴儿"。后经几次努力，终于拥有了一个健康的孩子。请同学们思考以下问题。

（1）什么是"试管婴儿"？

（2）这个技术适用于什么人群？

当今生命科学中的许多热点领域如细胞治疗、克隆动物、再生医学及转基因动物等的快速发展都是细胞工程技术的成功应用。

考点：细胞工程的概念

一 细胞工程的概念

细胞工程是指应用细胞生物学和分子生物学的方法，在细胞整体水平或细胞器水平上，按人类意愿定向地改变细胞内的遗传物质，以获得新型生物或特种细胞产品的技术。

考点：常见的细胞工程技术

 细胞工程技术

细胞工程技术包括细胞和组织培养技术、细胞融合技术、细胞拆合技术、胚胎移植技术和染色体导入技术等。

（一）细胞和组织培养技术

细胞培养指将生物体内的某一组织分散成单个细胞，接种在人工配制的适于细胞生长发育的培养基上，然后在无菌生长条件下进行培养，使细胞生长并不断增殖的技术。其分为原代细胞培养和传代细胞培养。因从组织中分离单细胞并分化成生物体的技术难度较大，目前多采用组织培养技术，如通过植物胚胎或器官的离体培养，再生成新植株（试管苗）。该方法能快速、大量地繁殖某些有价值的苗木、花卉、药材和濒危植物等。

（二）细胞融合技术

细胞融合技术是指把两个或多个细胞在融合剂的作用下，融合成一个双核或多核细胞的技术。应用细胞融合技术进行细胞杂交，能够克服远缘杂交不育的缺陷，对培育新品种具有广阔应用前景。

（三）细胞拆合技术

细胞拆合技术是指通过物理或化学方法将细胞核和细胞质分离开，再把不同来源的细胞质和细胞核重新组合成新的细胞，形成核质杂交细胞，又称细胞核（包括细胞器）移植技术。1963 年，中国学者童第周在世界上首次报道将金鱼等的囊胚细胞核移入去核未受精卵内，获得正常的胚胎和幼鱼。

（四）胚胎移植技术

胚胎移植技术是指将一个雌性生物体内的胚胎移植到另一个雌性生物体内进行繁殖的技术，又称受精卵移植。其主要过程为：先注射雌性激素在雌性动物的体内，促使其大量排卵，然后在体外人工授精后发育成为胚胎，或进行早期胚胎体外切割，再植入其他同类动物的子宫内使其发育成为成熟个体。可发挥雌性优良个体繁殖能力、缩短供体繁殖周期、增加供体繁殖数量等。自然情况下，牛马等母畜通常一年产仔一头，一生繁殖后代一般十几头左右，通过胚胎移植技术，一头品质优良的牛、马等动物，一年可产仔 40 ~ 50 头，大大提高优良母畜繁殖率。

（五）染色体导入技术

染色体导入技术是指利用染色体替换（如染色体的易位、缺失、三体等）来改变生物遗传特性，以获得新染色体组合。

 细胞工程在医药领域的应用

细胞工程在医药领域主要应用在以下方面：制备单克隆抗体和复杂人体蛋白；制备组织工程材料；细胞治疗；培育试管婴儿；克隆动物。

（一）制备单克隆抗体和复杂人体蛋白

动物受到外界抗原刺激后，B 淋巴细胞发生免疫应答，产生相应抗体。每个 B 淋巴细胞都能产生一种针对某种抗原决定簇的特异性抗体。肿瘤细胞在体外培养条件下可无限传代，成为"永久的细胞"。

1975 年，英国科学家 Milstein 和 Kohler 将小鼠骨髓瘤细胞，与经绵羊红细胞免疫过的小鼠脾细胞（B 淋巴细胞），在聚乙二醇或灭活病毒介导下发生融合。融合后的杂交瘤细胞具有两种亲本细胞的特性，一方面可分泌抗绵羊红细胞的抗体；另一方面可在体外培养条件下或移植到体内能无限增殖。而分泌出的抗体就是单克隆抗体，具体的制备过程如图 9-1 所示。

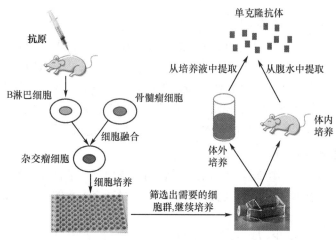

图 9-1 单克隆抗体的制备

单克隆抗体既可用于疾病诊断，又可用于疾病的治疗。通过对单克隆抗体的修饰和改造，人类也已成功制备了靶向药物、抗体融合蛋白、抗体酶、人 / 鼠嵌合型单克隆抗体、单链抗体等。

此外，细胞工程技术也用于制备一些人体蛋白。因微生物缺乏蛋白质翻译后的加工修饰系统，故许多人体蛋白需用真核动物细胞表达。第一个由重组的哺乳动物细胞规模化生产的医用蛋白是一种"组织型纤溶酶原激活剂"（tPA）的溶血栓药物，还有人凝血因子Ⅷ、人促红细胞生成素（EPO）等的生产也是采用重组哺乳动物细胞进行生产。

（二）制备组织工程材料

首先分离自体或异体组织细胞；其次经体外扩增达到一定的数量后，将这些细胞种植在预先构建好的聚合物的支架上，使细胞在适宜的条件下沿聚合物骨架迁移、铺展、生长和分化（图 9-2）；最终发育形成具有特定形态及功能的工程组织。采用这些方法已成功在体外培养了人工软骨、骨骼、皮肤、血管及人工肝脏、胰脏、肾脏、手指、耳朵等多种组织器官，从而让患者获得具有相同功能又不存在排斥反应的组织器官，供器官移植所需（图 9-3）。

（三）细胞治疗

细胞治疗是指用体外培养的正常功能细胞，植入病变部位代偿病变细胞丧失的功能，或将细胞经体外遗传学操作后直接用于疾病治疗的方法。例如，神经干细胞替代治疗神经系统疾病，造血干细胞移植治疗血液系统恶性疾病、先天性遗传病等。

（四）培育试管婴儿

培育试管婴儿是指体外受精和胚胎移植的全过程，包括取卵、体外受精、体外培养和胚胎移植等阶段。1978 年，世界首例试管婴儿在英国成功诞生，1988 年，中国首例试管婴儿在北京大学第三医院出生。目前，试管婴儿技术已成为世界上最广为采用的生殖辅助技术。

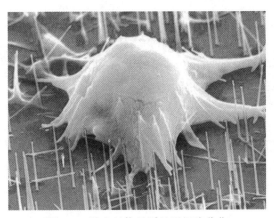

图 9-2 纳米丝信号诱导干细胞分化

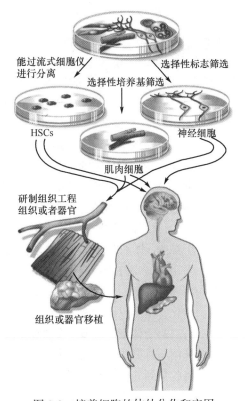

图 9-3 培养细胞的体外分化和应用

案例分析 "试管婴儿"是从卵巢内取出卵子,在实验室里与精子结合,形成胚胎,然后转移胚胎到子宫内,使之在母体子宫内着床、妊娠。正常的受孕需要精子和卵子在输卵管相遇,两者结合,形成受精卵,再将受精卵移植入子宫腔,继续妊娠。所以"试管婴儿"可理解为由于实验室的试管代替了输卵管的功能而称为"试管婴儿"。

这个技术可适用于治疗由输卵管性不孕、排卵障碍、部分子宫内膜异位症患者、精子异常(数目或形态异常)引起的不孕症甚至其他原因不明的不孕症等。

(五)克隆动物

克隆动物详见第 9 章第 4 节。

第4节 克隆技术与应用

1997年，随着克隆羊"多莉"的诞生，整个世界为之轰动，随后几年间，相继诞生克隆鼠、克隆牛、克隆猪及其他多种克隆动物。

考点：克隆的概念

克隆是指通过无性的方式由单个细胞或个体产生和亲代非常相似的一群细胞或生物体。克隆所指单个细胞，从来源上既可以是体细胞，也可以是胚胎细胞或干细胞或成纤维细胞；从年龄上看，可以是成体细胞，也可以是幼儿或胚胎细胞。克隆分为个体克隆、器官克隆、细胞克隆和分子克隆。

考点：体细胞核移植的过程

 克隆技术的过程

克隆技术指通过人工遗传操作控制动物繁殖过程的技术。其最成功应用体现在克隆动物的培育，特别是高等动物的克隆，目前高等动物胚胎细胞克隆的应用较为普遍，但以体细胞克隆意义最大。

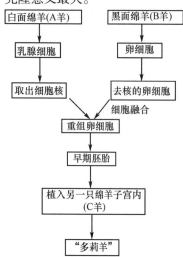

图9-4 体细胞克隆技术示意图

克隆技术以细胞核移植为核心技术，将供体细胞中的遗传物质转入受体细胞后被激活，已分化供体细胞中细胞核借助受体细胞质中某些特殊物质，进行正常生长发育。体细胞核移植是培育克隆动物的一种典型过程（图9-4）。

1. 供体细胞准备 供体细胞可以是早期胚胎细胞、胚胎干细胞、体细胞；也可来自活体或体外培养的细胞。移植前，采用机械吹打或酶消化等方法使供体细胞分散成单个细胞，培养、处理，使核供体细胞周期与受体细胞周期相协调和同步化，然后以细胞核为供体。

2. 受体细胞准备 受体细胞是去核的卵细胞。卵细胞是采用超排卵法或卵巢的卵泡的方法，经体外培养成熟而获得。将收集到的受体细胞经显微操作或其他方式去核，如果去核不完全或不去核，可能导致克隆胚胎出现染色体组异常，使重组胚发育受阻而流产，克隆失败。

3. 融合（核移植） 通过显微注射方法将供体核或细胞移入受体的细胞质中，或用融合方法获得单个细胞。

4. 重组胚培养及转移 完成融合后，形成的单个细胞在体外培养一段时间或移入离体输卵管（同种或异种）进行体外培养，再移入雌性个体子宫或输卵管进行发育，直到出生。

"多莉羊"的诞生，引发全世界的轰动和广泛关注，突破了传统遗传学只能用胚胎细胞进行动物克隆的技术难关，实现了用体细胞进行动物克隆，同时也证明高度分化动物细胞核具有全能性。

克隆技术的应用

近年来，克隆技术取得了突破性进展，对发育生物学、遗传学、医药卫生、畜牧、食品等的发展已产生深远影响。

1. 培养家畜家禽优良品种　自然情况下，人类以性杂交方式培育优良家畜家禽，周期长而且成功率低。利用优良家畜家禽的体细胞作为核供体进行克隆，可避免自然条件下选种所受到的动物生育周期和生育效率的限制，加快繁殖，提高育种的效率。

2. 有效保护珍稀动物　克隆技术可在拯救濒危珍稀物种、保护生物多样性方面发挥重要作用。1999 年，Welle 等使用成体颗粒细胞作供体进行核移植，成功克隆濒临灭绝的恩德比地岛母牛。1999 年，我国科学家陈大元将大熊猫体细胞植入去核后的兔卵细胞中，成功培育出大熊猫早期胚胎。通过复制珍奇濒危动物，保存和传播动物物种资源，可使野生动物的保护变被动为主动。

3. 为科学实验提供更合适的动物　目前科研动物实验对象一般选用实验鼠，即使实验成功，离人体临床试验还是有很大的距离。通过克隆技术能培育出和人类亲缘关系接近的动物作为实验动物，能提高实验结果准确性。

4. 大批量生产制造某些药物的生物原料　生物药厂需要大量动物来制造某些药品（如牛黄、麝香等），用克隆技术可满足其需求。

5. 为移植手术提供合适的器官　目前，世界上等待进行心、肾移植的患者达 200 多万，通过克隆技术，用患者自身体细胞为供体，克隆出新"订做"组织、器官，用于治疗糖尿病、帕金森病、老年痴呆、癌症、肾衰竭及其他神经、骨骼、肌肉、皮肤等组织的损伤和疾病，可从根本上解决同种异体移植过程产生的免疫排斥反应。

6. 生产转基因动物　利用体细胞核移植技术生产转基因动物比原核显微注射方法要有优势，其可有效缩短生产时间和减少费用。主要过程如下：将目的基因和标志基因连接后导入体细胞，体外培养并进行筛选，再将带标志基因阳性细胞移植到去核卵细胞中，从而生产出转基因动物。转基因动物可有效克服有性繁殖难以稳定遗传特定基因的缺陷。

7. 生产人胚胎干细胞用于细胞和组织替代疗法　1998 年，科学家已成功分离人胚胎干细胞，而体细胞克隆技术为生产患者自身的胚胎干细胞提供可能。把患者体细胞移植到去核卵细胞中形成重组胚，把重组胚在体外培养至囊胚，然后从囊胚内分离出胚胎干细胞，获得胚胎干细胞使之定向分化为所需特定细胞类型（如神经细胞、肌肉细胞和血细胞等），用于替代疗法。

克隆技术在优良动物育种、器官移植、细胞组织替代治疗等实际应用方面得到广泛发展，但目前很多技术仍处于初级阶段，由于随机性等因素导致克隆技术效率低下，且大多克隆动物具有后天不足，如存活率低、早衰等劣势，因此，距离真正的大批量生产及应用还需长时间研究。

链接

克隆技术的争议

动物克隆技术的重大突破，也带来了广泛的争议。一旦被滥用于克隆人类自身，将不可避免地失去控制，引发一系列严重的伦理道德冲突。克隆人将冲击传统的人伦关系，造成家庭不稳定，对人类生育模式也是一种挑战，对人类尊严更是个挑战。人

链接

类克隆技术将侵犯克隆人作为"人类"的自主性,如为供体捐献器官,供体为了自身利益,投巨资克隆出一个自己,当他身体出现问题时,就需要那个克隆体来帮助解决。我们要承认克隆人也有正常人的思维与理想,不能因为繁殖方式不同而否定他人的本质。世界各国政府和科学界已对此高度关注,采取立法等措施禁止用克隆技术制造"克隆人",以保证克隆只用于造福人类。

第5节 转基因技术与应用

考点:转基因技术的概念

转基因技术是指通过人工操作的方式将外源基因整合到生物体基因组内,使该转基因生物能稳定地将此基因遗传给后代的操作技术,是基因工程技术组成的一部分,本节主要介绍动物的转基因技术及其应用。

 一 转基因技术的过程

转基因动物过程:①外源目的基因的制备;②外源目的基因有效导入受精卵细胞或胚胎干细胞;③选择获得携带有目的基因的细胞,选择合适体外培养的系统和宿主动物;④转基因细胞胚胎发育及鉴定;⑤筛选所得转基因动物品系。

转基因动物研究的核心技术是如何成功地将外源目的基因转入动物的受精卵或早期胚胎干细胞中。目前,制备转基因动物的主要方法有显微注射法、胚胎干细胞移植法、反转录病毒载体法和精子载体法等,其中,显微注射法应用最广。显微注射指通过显微操作仪将外源基因直接用注射器注入受体细胞,让外源基因整合到受体细胞的DNA中,再发育成转基因动物。

 二 转基因技术的应用

20世纪80年代初,转基因动物技术逐步发展。目前阶段,转基因动物技术的应用主要有以下几个方面。

(一)在畜牧业方面的应用

采用转基因动物育种,有周期短、成本低、选择效率高、不受有性繁殖的限制的优点。目前,转基因技术已被用于提高动物生长速度、抵抗疾病、增加产量和抗冻品种的培育等方面。

(二)在医药领域方面的应用

利用转基因动物可生产人类药用蛋白等非常规畜牧产品,如抗凝血药物、抗出血药物、血栓治疗药物、免疫治疗药物、人型化单克隆抗体等;可构建各种人类疾病的动物模型,现已成功培育了包括动脉粥样硬化、早老性痴呆、前列腺癌等多种疾病的模型小鼠,通过这些模型的建立,将有助于预防和治疗这些疾病,基因治疗就是依赖于相关动物模型建立的。

（三）在异种器官移植中的应用

近几十年来，人类同种异体器官移植已取得不错的效果，但因供体来源严重不足，人类寿命的延长，人供体器官将更加贫乏。因此，异种器官移植将是解决此问题的主要途径。

家猪具有在体重和生理上与人相似、器官与人器官大小相仿、组织相容性抗原与人组织相容性抗原有较高的同源性、易饲养且成熟快等优势，成为人体异种器官移植的最佳供体。目前，转基因猪的肝脏已用于虚弱的、无法接受肝脏移植手术患者的离体灌注。转基因猪在经过遗传工程改造后，可表达能封闭某些补体的蛋白质，从而减少急性排斥反应，目前阶段，这些器官还只能短期代用，不能永久移植。

（四）在食品领域方面的应用

以转基因生物为直接食品，或作为原料加工生产食品，以及喂养家畜得到的衍生食品，广义上都可称为转基因食品。因其安全性被广泛质疑，国际上对其尚存有很大争议。

第6节 酶工程与应用

酶工程应用广泛，体现在医药领域、食品加工、轻工业和环境工程等方面，本节主要介绍其在医药领域中的应用。

酶工程

酶工程是指利用生物酶的催化作用，在酶反应器中（盛有酶的容器），工业化生产出人类所需产品的一门生物工程技术。其包括酶固定化技术、细胞固定化技术、酶修饰改造技术及酶反应器设计技术等。

酶工程中开发生产的酶主要有六大类：转移酶类、水解酶类、裂解酶类、连接酶类、异构酶类和氧化还原酶类。

酶工程在医药领域中的应用

（一）疾病的诊断

通过酶的催化作用测定体内某些物质含量及变化，或通过体内原有酶活力的变化情况进行疾病诊断。

酶学诊断方法包括：①通过酶来测定体液中某些物质的变化来诊断疾病，如利用胆固醇氧化酶测定血液中胆固醇的含量，从而进行高血脂诊断；利用葡萄糖氧化酶检测葡萄糖的含量，进行糖尿病诊断；利用尿素酶测定尿素含量，从而诊断肝脏、肾脏病变；通过测定苯丙氨酸羟化酶、酪氨酸酶的含量，从而诊断苯丙酮尿症、白化病等。②根据体内原有酶活性的变化来诊断疾病。例如，乳酸脱氢酶广泛存在于各种组织及红细胞中，正常情况下血清中该酶含量很低，但在肝癌、急性肝炎、心肌梗死等疾病的患者血清中，活性显著升高等；酸性磷酸酶是一种在酸性条件下催化磷酸单酯水解生成无机磷酸的水解酶，前列腺癌患者，以及出现肝炎、甲状旁腺功能亢进、红细胞病变等疾病时，血清中酸性磷酸酶的活性都会升高。

（二）疾病的预防和治疗

药用酶是指某些酶可作为药物用于预防和治疗疾病。药用酶疗效显著、副作用小，其应用越来越广泛。例如，胰蛋白酶，可促进伤口愈合和溶解血凝块，还可用于去除坏死组织，抑制微生物的繁殖；尿激酶和链激酶，作为溶血栓剂，可治疗血栓病；蛋白酶等（多酶片）可治疗消化不良，还具有消炎作用，通过静脉注射也可治疗高血压等。此外，还有抗肿瘤的L-天冬酰胺酶，用于抗感染治疗的胰凝乳蛋白酶等。

（三）制造各种药物

酶在药物制造方面的应用日益增多。目前众多药物包括某些贵重药物都由酶法生产，如β-酪氨酸酶制造多巴；核苷磷酸化酶制造阿糖腺苷；无色杆菌蛋白酶制造人胰岛素；多核苷酸磷酸化酶生产聚肌胞；青霉素酰化酶制造半合成抗生素等。

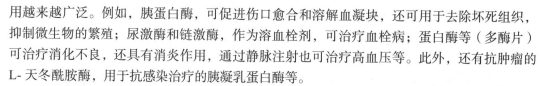

第7节　发酵工程与应用

一　发酵工程

发酵工程指利用微生物特定性状，通过现代工程技术，在生物反应器中生产有用产品的一种技术，又称微生物工程。

发酵工程是最早的生物工程技术，包括整个生物工艺过程，曾是生物工程主体技术，是生物技术实现工业化的基础。传统发酵技术与现代生物工程中的基因工程、细胞工程、蛋白质工程和酶工程等相结合，进入了崭新的现代微生物工程阶段。微生物工程包括菌种选育、菌体生产、代谢产物的发酵及微生物功能的利用等。现代微生物工程利用的发酵对象除包括天然微生物外，还包括植物细胞、动物细胞、重组细胞和基因工程菌等。

二　发酵工程在医药领域的应用

近年来，发酵工程在医药领域取得了很大的进展，主要体现在抗生素的合成、维生素类药物和多烯脂肪酸的生产、医药酶制剂的发酵生产等。

目前，已找到的抗生素有数千种，其中具有临床效果并已发酵大量生产和广泛应用的多达百余种。一个好的抗生素应具有较广的抗菌谱，还应具有较好的选择性，不产生过敏和耐药性，有高度的稳定性，收率高，成本低，适于工业生产。目前生产和应用的抗生素还不能完全满足以上要求，寻找新的抗生素仍然是很重要的任务。

现在以抗肿瘤、抗病毒、抗真菌、抗原虫、广谱和抗耐药菌的抗生素为主要研究方向，已成功建立了用于治疗艾滋病，抗老年性痴呆症，消除肥胖症，控制糖尿病并发白内障的抗生素的筛选模型。因此，现在利用发酵技术生产的"抗生素"可以把微生物代谢产生的对人类疾病的预防和治疗有用的物质都包括进去。

维生素C的微生物发酵法已经取得重要突破，利用"大小菌落"菌株混合培养生产维生素C的工艺已经成熟，进入产业化。目前利用氧化葡萄糖杆菌与一种蜡状芽孢杆菌混合菌来共固定化发酵技术，可将维生素C的收率提高到80%以上，生产周期比传统工艺缩短1/3。

此外，我国科学家自行研制的用于病毒型肝炎和白血病治疗的干扰素 α-1b，是世界上第一个采用中国人自己的基因生产的蛋白质药物。它的生产与传统药物不同，需要首先分离出人的干扰素 α-1b基因，把它转移到大肠杆菌中，构建工程菌，让药物基因随细菌分裂不断增殖。细菌实际上成了一个生物制药工厂，通过大量培养细菌，就可以源源不断地获得干扰素 α-1b。

微生物发酵在中药中也早有应用，真菌是发酵中药的主要功能菌。通过发展发酵中药可进一步推进中药现代化和国际化进程，提高中药行业的竞争力，为中药走向世界、造福人类做出新的贡献。

第8节 蛋白质工程与应用

蛋白质工程

蛋白质工程指在基因工程的基础上，结合蛋白质结晶学、计算机辅助设计和蛋白质化学等多学科基础知识，通过对基因人工定向改造等手段，从而达到对蛋白质进行修饰、改造和拼接，以产生能满足人类需要的新型蛋白质的技术。

蛋白质工程起源于基因工程，在技术方面有诸多方面同基因工程技术相似，又称"第二代基因工程"。蛋白质工程为改造蛋白质结构和功能找到新途径，推动蛋白质学和酶学研究，为工业和医药用蛋白质（酶）实用化开拓美好前景。

蛋白质工程在医药领域的应用

1. 抗体工程的应用 抗体工程出发点是改善抗体特异性、亲和性及在受体细胞中的可生产性，也包括使其特性扩展，可同时作用于不同的抗原。对于很多应用而言，只改变亲和性是不够的。在一些应用中，特别小的抗体片段是必需的；鼠抗体必须改成人抗体；再者，增加抗体分子对蛋白酶的稳定性及正确折叠都是重要的考虑。通过抗体的蛋白质工程可对具有特定活性的鼠源抗体人源化，为疾病治疗提供安全可靠的药物。此外，还可通过同源融合、异源融合的方法产生各种双功能抗体用于临床治疗。

2. 抗体酶的应用 抗体酶是研究酶作用机制的有力工具。研究抗体酶可为人类提供一条合理的途径，用于设计适合于市场需要蛋白质，即人为设计制作酶是酶工程的一个全新领域。例如，利用动物免疫系统产生抗体的高度专一性，可得到一系列高度专一性抗体酶，成为强针对性、高药效药物，使生产高纯度且专一性的药物成为现实。抗体酶也能选择性地使病毒外壳蛋白肽键裂解，从而防止病毒与靶细胞结合。

3. 蛋白质工程酶的应用 蛋白质工程中酶的医学应用最为成功。临床中，消化酶不足既可引起广泛的消化不良综合征，如胃肠胀气、胃饱胀、恶心、腹痛、腹泻、厌食等症状，还可影响营养物质消化吸收，造成低蛋白血症、脂肪性腹泻、脂溶性维生素缺乏、内分泌紊乱等，药物消化酶则可有效解决此类疾病。消炎酶、溶菌酶、抗肿瘤酶等蛋白酶，在疾病治疗中发挥着重要作用，为生命工程的发展做出巨大贡献。

第9节 生物芯片与应用

生物芯片

20世纪90年代初，生物芯片技术诞生，随着人类基因组计划进展而发展。生物芯片是一种生物检测技术，借用计算机芯片集成化特点，把生物活性大分子（目前主要是核酸和蛋白质）或细胞、组织等，密集有序地排列固定在固相载体上（一般为硅片、玻片、尼龙膜、聚丙烯等），形成微型检测器件。探针即被固定的生物活性大分子。

考点：生物芯片的概念、特点与分类

（一）生物芯片的概念

广义的生物芯片指能对生物成分或生物大分子进行快速处理和分析的厘米见方的固体薄型器件，将微阵列技术与生物微机电技术相结合，通过微加工技术和微电子技术在固相载体表面构建的微型生物化学分析系统，以实现对细胞、组织、核酸、蛋白质及其他生物组分的检测。狭义的生物芯片也称微阵列芯片，主要包括 cDNA 微阵列、寡核苷酸微阵列、蛋白质微阵列、小分子化合物微阵列。

（二）生物芯片的主要特点

生物芯片具有高通量、微型化、自动化和网络化等特点。高通量指因芯片上可固定成千上万种探针，因此，可同时在短时间内检测样本中大量生物大分子，即一次芯片实验就可完成成千上万个传统实验，可快速获取样品生物信息，效率远高于传统检测手段。微型化指成千上万种探针分子仅点于几平方厘米介质，样品和试剂消耗量小，同时芯片体积小、重量轻、携带方便。自动化指点样、杂交、图像处理和数据处理等，可用计算机自动化系统自动或半自动地完成，分析速度快。网络化指点样和数据处理，需利用网络庞大的生物信息数据库。

（三）生物芯片的分类

生物芯片根据用途分为生物电子芯片和生物分析芯片，一般情况下人们所指的主要是生物分析芯片；根据作用方式分为主动式芯片和被动式芯片；根据固定在载体上的物质成分不同，分为 DNA 芯片（又称基因芯片）、蛋白质芯片、细胞芯片、组织芯片及其他芯片。目前，生物芯片研究最多的是 DNA 芯片，最有价值的是蛋白质芯片。

二　生物芯片技术的应用

生物芯片具有巨大应用潜力，未来将为环境与食品安全、生物制药、医学等众多领域带来巨大革新。

（一）在环境与食品安全的应用

在环境与食品安全的应用主要体现在：①生物芯片可高速检测出环境空间的生物状况，只要将周围环境，如水、空气、唾液、尿液等通过生物芯片进行分析，即可知晓环境周围的水是否干净、自身的健康情况是否良好、当地的环境是否污染等；②生物芯片可检测市场上出售的肉、菜、瓜果是否有农药污染及是否细菌超标等，还可用于食品安全的检查；③用于转基因食品的检测。2007 年，郑文杰等针对目前已商品化的七种转基因作物基因组核酸的纯化试剂盒，同时完成对多种作物、多种基因的检测。鉴于已商品化的转基因产品涉及多个基因，因此，应用基因芯片技术建立高通量检测方法在检测中具有明显优势。

（二）在生物制药领域的应用

目前，国外的主要制药公司都不同程度地应用生物芯片来寻找药物作用的靶目标，查验药物的毒性或不良反应，进行药物的筛选。用生物芯片做大规模的药物筛选研究，可省略大量动物实验，缩短药物筛选所用时间，从而带动创新药物的研究开发。新药在实验阶段须通

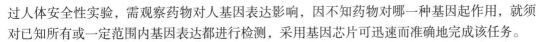

过人体安全性实验，需观察药物对人基因表达影响，因不知药物对哪一种基因起作用，就须对已知所有或一定范围内基因表达都进行检测，采用基因芯片可迅速而准确地完成该任务。

（三）在医学领域的应用

1. 疾病诊断应用　生物芯片具有独特优势，可在一张芯片内同时对多个患者进行多种疾病检测，用极少量样品，短时间内为医务人员提供大量疾病诊断信息，有助于医生找到正确治疗措施。例如，对肿瘤、心血管类疾病、糖尿病、神经系统疾病、传染性疾病、遗传性疾病等的临床检验及健康人群的检查，均可应用生物芯片技术；上海联合基因生物科技公司已开发了 β-珠蛋白生成障碍性贫血的检测芯片等。

2. 优生学应用　生物芯片可有效地进行产前筛查和诊断，防止患有先天性疾病胎儿出生。在胎儿出生后，可采用基因芯片技术分析其基因图谱，不仅可预测婴儿以后身高，还可预测其将来患心脏病或糖尿病等疾病潜在可能性，以便采取相应预防措施。

3. 法医学应用　DNA 芯片比 DNA 指纹鉴定更进一步，它不仅可做基因鉴定，还可通过 DNA 中包含的生命信息描绘个体的外貌特征。这种检验常用于灾难事故后鉴定死者身份及鉴定父母和子女之间的血缘关系。

4. 其他方面　生物芯片还可对农作物基因进行逐个筛选，找出最优良的品种，从而提高农作物的单产、品质及其抗旱、抗病虫能力；还可促进远程医疗的发展，一个医生即使在欧洲，也能通过卫星传输系统和生物芯片技术，了解远在异地的患者的病史，并通过远程医疗技术对其进行手术；人体植入生物芯片可以帮助医生及时了解患者的状况，采取合理的治疗措施等。

| 链接 |

植入人体内的生物芯片

目前，美国已研制出一种可植入人体仅米粒大小的生物芯片，记录个人身份、病历等基本信息。

芯片可对外发射无线电信号，当附近仪器对其进行扫描时，芯片就会在仪器上显示出数据。

芯片植入人体过程简单，消毒麻醉后几分钟便可完成。当伤口愈合后，即看不到芯片，受试者本人也感觉不到芯片。当遭遇意外无法说话时，医生可通过人体芯片了解病史或身体状况，采取合理治疗措施。

在芯片中加入传感装置，可随时读取人体脉搏、血糖和体温等指数。医生通过全球卫星定位系统，可随时观察被监护人的位置及他们的健康状况。

现阶段，生物芯片是高新技术领域中极具时代特征的重大进步，目前还没有实现大规模产业化。经过十多年不懈努力，芯片技术逐步成熟，已开始给生物科学研究许多领域带来冲击，将来，基因芯片技术将会广泛地应用于更多领域。

小结

生物技术主要分为基因工程、细胞工程、酶工程、发酵工程、蛋白质工程等，它们之间相互联系、相互渗透。基因工程的核心技术是 DNA 重组技术；细胞工程主要包括细胞培养技术、细胞融合技术、细胞拆合技术、胚胎移植技术和染色体导入技术等；酶工程包括酶的固定化技术、细胞的固定化技术、酶的修饰改造技术及酶反应器的设计技术等；发酵工程又称微生物工程，是指利用微生物的特定性状，通过现代工程技术，在生物反应器中生产有用产品的一种技术；蛋白质工程是指在基因工程的基础上，通过对基因的人工定向改造等手段，达到对蛋白质进行修饰、改造和拼接，以产生能满足人类需要的新型蛋白质的技术；生物芯片是一种生物检测技术，借用了计算机芯片的集成化特点，把生物活性大分子或细胞、组织等密集有序地排列固定在固相载体上，形成微型的检测器件。

目标检测

一、名词解释

1. 基因工程　2. 转基因技术　3. 生物芯片

二、填空题

1. 生物技术的核心技术是_____。

2. 生物技术工程主要包括_____、_____、_____、_____。

3. 基因工程技术中，"分子针线"指_____。

4. 克隆技术可分为_____、_____、_____、_____。

5. 目前应用最广的制备转基因动物的主要方法是_____。

6. 世界上第一个采用中国人自己的基因生产的蛋白质药物是_____。

7. 蛋白质工程在医药领域的应用主要体现在_____、_____、_____。

8. 根据固定在载体上的物质成分，生物芯片分为_____、_____、_____、_____。

三、选择题（以下每一道题下面有A、B、C、D、E五个备选答案，请从中选择一个最佳答案）

1. 基因工程技术中核心技术是（　　）

A. DNA 重组技术　　B. 基因表达技术

C. 基因突变技术　　D. 基因导入技术

E. 基因分离技术

2. 下列哪个选项中的结构可作为基因工程技术中的运载体（　　）

A. 质粒和病毒

B. 质粒和大肠埃希菌

C. 病毒和大肠埃希菌

D. 质粒、病毒和大肠埃希菌

E. 大肠埃希菌

3. 生物技术的核心是（　　）

A. 基因工程　　　　B. 细胞工程

C. 酶工程　　　　　D. 发酵工程

E. 蛋白质工程

4. 基因工程技术中，"分子剪刀"是指（　　）

A. DNA 连接酶　　B. 限制性内切酶

C. DNA 聚合酶　　D. RNA 聚合酶

E. RNA 连接酶

5. 体外人工授精培育试管婴儿运用的是（　　）

A. 细胞融合技术　　B. 细胞拆合技术

C. 细胞组织培养技术

D. 胚胎移植技术

E. 核染色体导入技术

6. 细胞核移植进行克隆正确的顺序是（　　）

A. 受体细胞→供体细胞→融合→重组胚培养及转移

B. 重组胚胎培养及转移→供体细胞→受体细胞→融合

C. 供体细胞→受体细胞→融合→重组胚培养及转移

D. 融合→供体细胞→受体细胞→重组胚培养及转移

E. 供体细胞→融合→重组胚培养及转移→受体细胞

7. 克隆羊"多莉"来源于（　　）

A. 已分化的体细胞　B. 生殖细胞

C. 卵细胞　　　　　D. 精子细胞

E. 胚胎细胞

8. 不属于生物芯片对环境的作用的是（　　　）

A. 可高速检测出我们所处空间的生物状况

B. 对我们所处的环境不能进行检测

C. 可检测市场上出售的肉、菜、瓜果是否有农药污染，细菌是否超标

D. 可检测我们所处的环境是否有污染

E. 可检测出我们的饮用水是否干净卫生

9. 生物芯片的主要特点不包括（　　　）

A. 高通量　　B. 突变性　　　C. 微型化

D. 自动化　　E. 网络化

10. 转基因动物研究的核心技术是（　　　）

A. 如何成功地将外源目的基因转入动物的受精卵或早期胚胎干细胞中

B. 如何制备外源目的基因

C. 如何筛选所得的转基因动物品系

D. 如何鉴定转基因细胞或胚胎的发育

E. 如何选取载体

11. 下列关于克隆的说法错误的是（　　　）

A. 克隆是通过无性繁殖的方式产生

B. 克隆羊"多莉"的诞生证明了已分化的体细胞没有全能性

C. 克隆技术应用可培养优良的家畜家禽品种

D. 克隆可为移植手术提供合适的器官

E. 体细胞克隆技术为生产患者自身的胚胎干细胞提供了可能

四、简答题

1. 从概念和技术角度，简述基因工程和细胞工程的关系。

2. 请说出基因工程技术的步骤。

3. 说出转基因技术在医学研究中有何意义。

（谢玲林）

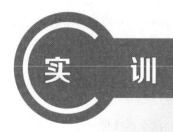

实训 1　DNA 的提取与鉴定

【实训目的】

（1）了解实验原理。

（2）掌握 DNA 的提取和鉴定方法。

（3）培养实验操作能力和观察能力。

【实训准备】　离心机（转速 4000r/min）、鸡血细胞液、95% 的冷乙醇、蒸馏水、0.1g/ml 柠檬酸钠溶液、2mol/L 和 0.015mol/L 的 NaCl 溶液、二苯胺试剂、烧杯（50ml、100ml、500ml 各 2 个）、漏斗、试管（20ml 2 个）、玻璃棒、滴管、量筒（100ml 1 个）、纱布、镊子、滤纸、铁架台、铁环、三脚架、酒精灯、石棉网、载玻片、试管夹。

【操作原理】

（1）DNA 在 NaCl 溶液中的溶解度，是随着 NaCl 浓度的变化而改变的。当 NaCl 的浓度为 0.14 mol/L 时，DNA 的溶解度最低。利用这一原理，可以使溶解在 NaCl 溶液中的 DNA 析出。

（2）DNA 不溶于乙醇溶液，但是细胞中的某些物质则可以溶于乙醇溶液。利用这一原理，可以进一步提取出含杂质较少的 DNA。

（3）DNA 遇二苯胺（沸水浴）会染成蓝色，因此，二苯胺可以作为鉴定 DNA 的试剂。

【操作流程】　见实训表 1-1。

实训表 1-1　DNA 提取与鉴定方法

操作流程	操作要点
制备血细胞液	取 0.1g/ml 的柠檬酸钠溶液，按 1 : 2 的比例与新鲜鸡血混合搅拌均匀，然后离心（转速 2000 r/min）3 分钟，用吸管吸去上清液
裂解细胞	取血细胞液 3ml 注入 50ml 烧杯中。向烧杯中加入蒸馏水 45ml，用玻璃棒沿一个方向快速搅拌 5 分钟，加速血细胞破裂。然后用粗纱布将血细胞过滤掉，取其滤液
溶解 DNA	将 2 mol/L 的 NaCl 溶液 50ml 加入到滤液中，并轻轻摇动烧杯，使其混合均匀，这时 DNA 在溶液中成溶解状态，然后离心（转速 4000 r/min）5 分钟，取上清液

操作流程	操作要点
DNA 的析出	向 DNA 提取液中缓慢加入蒸馏水，并沿一个方向不停地搅拌，溶解度下降的 DNA 逐渐呈丝状物析出。离心（转速 4000 r/min）15 分钟，除去上清液，得到的沉淀即为 DNA 黏稠物
DNA 的再溶解	将析出的 DNA 再溶解于 2 mol/L 的 NaCl 溶液中
DNA 的沉淀和浓缩	将 DNA 溶解液缓慢加入到相当于其 2 倍体积的 95% 冷乙醇溶液中，混匀，并同时用玻璃棒向一个方向轻轻搅拌，使 DNA 丝状物缠绕在玻璃棒上慢慢卷起
DNA 的鉴定	取两支试管，各加入 2ml 的 0.015 mol/L 的 NaCl 溶液，将 DNA 溶解于其中一支试管中，另一支做对照。然后，在两支试管内加入等量的二苯胺试剂，水浴加热 10 分钟左右，冷却，观察实验现象

【注意事项】

（1）溶解 DNA 步骤中，蒸馏水要沿烧杯内壁缓缓加入，不能一次快速倒入。

（2）实验中有多个步骤都要用玻璃棒进行搅拌，但是在不同的步骤中玻璃棒的用法不同。

（3）二苯胺试剂的配制

A 液：15 g 二苯胺溶于 100 ml 冰醋酸中，再加 15 ml 浓硫酸，用棕色瓶保存。如果冰醋酸呈结晶状态，则需加温待其熔化后再使用。

B 液：乙醛的体积分数为 0.2% 的溶液。

配制：将 0.1 ml B 液加入到 10 ml A 液中，现配现用。

【实训作业】

（1）提取鸡血中的 DNA 时，为什么要除去血液中的上清液？

（2）在实验内容和方法中的裂解细胞步骤和 DNA 析出步骤中均加入了蒸馏水，两次加入的目的分别是什么？

（赵　斌）

实训 2　显微镜的使用与临时标本片的制作

【实训目的】

（1）了解显微镜的结构和功能。

（2）掌握显微镜的使用方法。

（3）掌握动物细胞与植物细胞的区别。

（4）学会临时标本片的制作方法。

（5）学会生物绘图方法。

【实训准备】　显微镜、血涂片、擦镜纸、洋葱、载玻片、盖玻片、吸水纸、解剖镊、小方巾、消毒牙签、1% 碘液。

【操作流程】　见实训表 2-1、实训表 2-2。

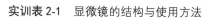

实训表 2-1　显微镜的结构与使用方法

操作流程	操作要点
机械部分 镜筒	显微镜上部圆形中空的长筒，筒口上端安装目镜，下端与物镜转换器相连。镜筒的主要作用是保护成像的光路与亮度
转换器	固着在镜筒下端，分两层，上层固定不动，下层可自由转动。转换器上有 2～4 个圆孔，用来安装不同倍数的低倍镜或高倍镜
粗准焦螺旋	位于镜臂的上方，可以转动，以使镜筒能上下移动，从而调节焦距
细准焦螺旋	位于镜臂的下方，它的移动范围较粗准焦螺旋小，可以细调焦距
镜座	位于镜臂的下方，显微镜的底部，呈马蹄形的基座，用以稳固和支持镜身
镜柱	从镜座向上直立的短柱。上连镜臂，下连镜座，可以支持镜臂和载物台
倾斜关节	镜柱和镜臂交界处有一个能活动的关节。它可以使显微镜在一定的范围内后倾（一般倾斜不得超过 45°）便于观察。但是在观察临时标本片时，禁止使用倾斜关节，尤其是临时标本片内含酸性试剂时严禁使用，以免污损镜体
载物台	从镜臂向前方伸出的金属平台。呈方形或圆形，是放置标本片的地方。其中央具有通光孔，在通光孔的左右有一个弹性的压片夹，用来固定标本片。较高级的显微镜，在载物台上常具有推进器，它包括压片夹和推进螺旋，除夹住标本片外，还可使标本片在载物台上移动
光学部分 目镜	安装在镜筒上端的镜头。是由一组透镜组成的，它可以使物镜成倍地分辨、放大物像，如 5×、10×、15×、20×
物镜	安装在转换器的孔上，也是由一组透镜组成的，能够把物体清晰地放大。一般有三个放大倍数不同的物镜，即：低倍镜（8× 或 10×）、高倍镜（40× 或 45×）和油镜（90× 或 100×），根据需要可选择一个使用。目镜倍数乘以物镜倍数便是所观察标本成像的放大倍数
反光镜	在聚光器下面的一个平凹双面的圆镜。可做各种方向的翻转，光线较强时使用平面镜；反之，使用凹面镜
聚光器	由凹透镜组成的，它可集中反光镜投射来的光线。在镜柱前面有一个聚光器调节螺旋，它可以使聚光器升降，用以调节光线的强弱，下降时明亮度降低，上升时明亮度加强
虹彩光圈	由多数金属片组成。使用时移动其把柄，可控制聚光器和透镜的通光范围，用以调节光的强度。虹彩光圈下常附有金属圈，其上装有滤光片，可调节光源的色调
遮光器	遮光器呈圆盘状，上面有大小不等的圆孔（光圈）。光圈对准通光孔，可以调节光线的强弱
显微镜的使用 取镜	右手握住镜臂，左手平托镜座，保持镜体直立
安放	放置桌边时动作要轻。一般应在身体的前面，略偏左，镜筒向前，镜臂向后，距桌边 7～10 cm 处，以便观察和防止掉落
对光	转动转换器，使低倍镜正对通光孔。左眼注视目镜内，右眼同时睁开，用手转动反光镜，收集光源，使视野中呈均匀的乳白色亮斑
低倍镜的使用 放置标本片	升高镜筒，把标本片放在载物台中央，标本材料正对通光孔的中心，用压片夹压住标本片的两端
调焦	侧视物镜，转动粗准焦螺旋，慢慢下降镜筒至物镜距标本片 2～5 mm 处。左眼注视目镜，右眼睁开，同时用手反方向（逆时针方向）转动粗准焦螺旋，使镜筒缓缓上升，至视野中出现物像，然后将物像调节清晰，如果不够清楚，可适当调节细准焦螺旋，直到物像清晰为止

操作流程	操作要点
高倍镜的使用	
选好目标	先用低倍镜确定要观察的目标，将其移至视野中央
调焦	转动转换器，把低倍镜轻轻移开，原位置小心换上高倍镜。高倍镜工作距离较短，在高倍镜下切忌使用粗准焦螺旋
油镜的使用	
选择目标	用低倍镜或高倍镜找到需要观察的标本物像，并将需要进一步放大的物像移至视野中央
调光	将聚光器上升至较高位并将光圈开至最大
换油镜	使用物镜转换器，移开低倍镜或高倍镜，将一滴香柏油滴于观察部位的标本片上，将油镜移动到位，使油镜镜头下端浸入油滴中
调焦	左眼注视目镜，同时缓慢移动细调焦螺旋上升载物台或使物镜镜头下降，直至视野中出现清晰的物像
擦拭	观察结束后，将镜筒升高大约 1cm，并将油镜转离通光孔，用擦镜纸蘸少量二甲苯擦 2 次，再用干净的擦镜纸擦 1 次
使用后的整理	先将镜筒升高，聚光器下降，再取下切片，然后转动转换器，使物镜与通光孔错开，做好清洁工作。清洁完毕，再下降镜筒，使两个物镜位于载物台上通光孔的两侧，呈外"八"字形，将反光镜转至与载物台垂直，罩上防尘罩，仍用右手握住镜臂，左手平托镜座，原位放回镜箱中

实训表 2-2　临时标本片制作操作方法

操作流程	操作要点
口腔黏膜上皮细胞标本片制作	
准备	用小方巾擦净载玻片和盖玻片
加染液	滴 1~2 滴 1% 碘液于载玻片中央
取黏膜	用消毒牙签轻轻刮取口腔黏膜，将刮取的口腔黏膜细胞放置在载玻片中央的碘液里，染色 3 分钟
加盖玻片	用解剖镊夹取盖玻片轻放到载玻片上，用吸水纸吸去多余染液
低倍镜观察	在低倍镜下找到不规则的扁平细胞，将物像调节清晰
高倍镜观察	换高倍镜仔细观察口腔黏膜细胞的结构。细胞膜很薄，染成黄色；细胞质染成淡黄色；细胞核染成深黄色，卵圆形，位于细胞中央
洋葱表皮细胞标本片制作	
制片	取一擦净的载玻片，滴 1 滴 1% 的碘液，将洋葱嫩茎用刀片切成小块，取 1 块肉质鳞叶，用镊子取小块表皮，再用剪刀剪成 4mm×4mm 左右的小块，并置于载玻片的染液中铺平，染色 3 分钟左右，盖上盖玻片，用吸水纸吸取多余的染液
低倍镜观察	在低倍镜下将物像调节清晰
高倍镜观察	换高倍镜观察细胞核椭圆形，位于细胞中央，成黄色，细胞核内有 1~2 个染成深黄色的核仁，细胞质中有 1 个或数个液泡和微细颗粒

【实训作业】

（1）绘制口腔黏膜细胞结构图，并注明其结构。

（2）绘制洋葱表皮细胞结构图，并注明其结构。

（赵　斌）

实训3　人类非显带染色体核型分析

【实训目的】

（1）掌握人类染色体的形态结构和分组特征。

（2）熟悉人类染色体核型分析的基本方法。

【实训准备】　正常人类染色体玻片标本、正常人类染色体放大照片、核型纸、显微镜、剪刀、胶水、擦镜纸、香柏油、二甲苯。

【实验原理】　人类正常体细胞染色体数为46条，其中44条为常染色体，2条为性染色体。以"人类细胞遗传学命名的国际体制"为标准，即依据各对染色体的大小和着丝粒的位置，两臂的相对长度、次缢痕、随体的有无、性染色体等特性分为A、B、C、D、E、F、G共7个组，其中常染色体22对，用阿拉伯数字由大到小编号，性染色体1对，大的是X染色体，小的是Y染色体。X染色体分在C组，Y染色体分在G组，每组染色体都有其特定的形态特征。

【操作流程】　见实训表3-1。

实训表3-1　人类非显带染色体核型分析操作方法

操作流程	操作要点
正常人体细胞染色体的观察与计数	
观察	取一张正常人类体细胞染色体玻片标本置于显微镜下，先在低倍镜下观察并找到中期分裂象，再用高倍镜找到染色体清晰且分散良好的中期分裂象，然后转换油镜仔细观察。镜下可见，根据着丝粒位置不同，将人类染色体分为中央着丝粒染色体、亚中央着丝粒染色体和近端着丝粒染色体三种类型。正常人类的每一体细胞都含有46条染色体，其中有22对是男女共有的，称为常染色体；另外1对与性别决定有着直接关系，称为性染色体，女性为XX，男性为XY
计数	每位同学观察2～3个分裂象，并寻找1个清晰且分散良好的中期分裂象进行染色体计数。为了便于计数和避免计数时发生重复和遗漏，在计数前，先按染色体自然分布的图形大致分为几个区域，然后按顺序计数出各区染色体的实际数目，最后加起来即为该细胞的染色体总数
人类染色体照片的核型分析	
分组编号	每人取两张正常人染色体中期分裂象图片（实训图3-1），一张贴在核型分析报告单上部作为对照，另一张为分析用。仔细用尺子测量辨认每条染色体，根据染色体相对长度及大小，用铅笔在其旁边标明组别及序号，先辨认A、B、D、E、F、G组，最后辨认C组。标注完后，再检查一次有无遗漏或错误。并根据各染色体组的特点，进行各对同源染色体配对
剪切	将照片上的染色体按标明的序号逐个剪切下来

操作流程	操作要点
排列 ↓	将剪切下来的染色体，按短臂朝上，长臂朝下，着丝粒置于同一直线上的原则，依次排列在预先划分好的分组横线报告单上
校对 ↓	按染色体的大小和着丝粒位置，以及染色体组的形态特点，再次校对调整排列
粘贴 ↓	用牙签挑取少量浆糊或胶水，小心地将每号染色体依次粘贴在报告单上
结果分析	辨别该核型的性别，并写出核型
显微镜下的核型分析	
低倍镜观察 ↓	先用低倍镜选择分散良好且清晰的中期分裂象
高倍镜观察 ↓	高倍镜下再检查一下中期分裂象的质量，转换油镜对选择好的中期分裂象进行仔细观察
绘线条图 ↓	按显微镜中所看到的图像，在报告纸上描绘出各染色体的线条图，在草图中，应保持各染色体的原有方位和相对长度
分组分析 ↓	按各组染色体的形态特征对染色体进行分组分析。仔细地观察分散良好且清晰的中期分裂象，先寻找A组中的1、2和3号染色体，并在线条图的染色体旁标上序号；然后依次找出B组、G组（包括Y染色体）、F组、D组，并在各染色体旁标上相应的组号，再识别出E组的16、17和18号染色体。最后鉴定出C组染色体（包括X染色体）。使线条图上每个染色体旁都标有序号或组号
鉴别程度 ↓	在线条图的一侧垂直排列地写出可鉴别的那些染色体的号数，不能鉴别的仅写组的英文字母，X染色体列于C组，Y染色体则列于G组。统计出一个中期分裂象中染色体的数目，最后检查每组染色体的数目是否正确
确定性别	一般根据C组和G组的染色体数目来判断，如果C组为16条染色体，G组为4条染色体，可初步确定该核型是46，XX；如果C组为15条染色体，G组为5条染色体（其中一个比其他4条略大且两长臂靠近，为Y染色体），则可初步确定该核型为46，XY

【实训作业】　利用书末插页中实训图 3-1 完成人类染色体核型分析报告（实训图 3-2）。

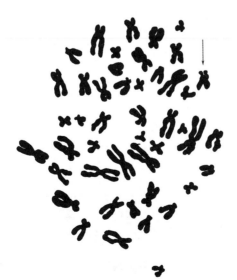

实训图 3-1　人类染色体（↓示随体）

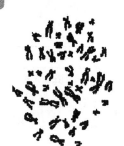

人类染色体核型分析报告

编号：　　　　住院号：

性别：　　　　标本来源：

核型：　　　　诊断：

医师签名：　　年　　月　　日

　　　　　　　　　　　　　　　　　　　　　　　　　　　　　　　　　　

| 1 | 2 | 3 | | 4 | 5 |
| A | | | | B | |

| 6 | 7 | 8 | 9 | 10 | 11 | 12 |
| C | | | | | | |

| 13 | 14 | 15 | | 16 | 17 | 18 |
| D | | | | E | | |

| 19 | 20 | | 21 | 22 | | 性染色体 |
| F | | | G | | | |

班级：　　　　　　　　姓名：

实训图 3-2　人类染色体核型分析报告

（赵　斌）

实训 4　有丝分裂的观察

【实训目的】

（1）观察动物细胞有丝分裂染色体的变化和各期特征。

（2）掌握细胞有丝分裂的细胞核的形态变化。

【实训准备】　显微镜、马蛔虫子宫横切片、擦镜纸。

【操作流程】　见实训表 4-1。

实训表 4-1　有丝分裂观察操作方法

操作流程	操作要点
低倍镜观察	取马蛔虫子宫横切片置于载物台上，使用物镜转换器将低倍镜置于观察位，调节焦距，可见子宫腔内处于不同阶段的圆形或椭圆形受精卵细胞
高倍镜观察	
间期	胞质内有 2 个圆形的核，核内染色质分布较均匀，核膜、核仁清晰可见，核附近有中心粒
前期	细胞核明显膨大，复制后的中心体彼此分离（有时见不到），并向细胞两极移动；核中的染色质逐渐浓缩形成染色体，呈细丝状、点状或短棒状，无规则的分布于细胞质中，核膜、核仁消失
中期	6 条染色体放射状排列，如菊花状（极面观）或"一"字形（侧面观），可见纺锤丝与染色体相连
后期	染色单体的着丝粒向着细胞一极，两臂朝向细胞中部，形成"V"字形，后期末在细胞中部细胞膜出现横缢凹陷
末期	细胞两极的染色单体变成染色质丝，核膜、核仁重新出现，纺锤体逐渐消失，细胞膜的横缢加深，最终形成 2 个子细胞

【实训作业】　绘制高倍镜下所见马蛔虫子宫横切片有丝分裂各时期细胞分裂图。

（赵　斌）

教学基本要求

 课程性质和任务

　　生物学是研究生命的科学，又称生命科学。它是研究生命本质的科学，探讨生物的发生和发展规律。人类医学的发展是以生物科学的发展为基础，因此生物学是一门医学基础课程。其主要内容包括绪论、生命的物质基础、生命的细胞基础、生命的延续、生命的起源与进化、遗传的基本规律、遗传病的常见遗传方式、生命与环境及生物技术在医学领域的应用。其主要任务是使学生掌握生物学的基本知识、基本理论和了解生物科学的最新进展，为后续医学基础及医学专业课程的学习打下良好的基础。

 课程教学目标

（一）知识教学目标

1. 掌握生命的物质基础。

2. 掌握生命的细胞基础。

3. 掌握生物学的基本概念。

4. 掌握生物学与医学的关系。

5. 掌握遗传的基本规律。

6. 掌握遗传病的常见遗传方式。

7. 熟悉生命的延续。

8. 熟悉生命的起源与进化。

9. 了解生命与环境的关系。

10. 了解生物技术在医学领域的应用。

（二）能力培养目标

1. 能了解人类与生命科学的关系。

2. 具有初步的科学研究和分析解决问题的能力。

（三）思想教育目标

1. 培养学生良好的学习习惯与方法。

2. 培养学生认识生命、热爱生命。

3. 培养严谨、科学、实事求是的工作态度，具有良好的职业素养。

三 教学内容和要求

教学内容	了解	熟悉	掌握	教学活动参考	教学内容	了解	熟悉	掌握	教学活动参考
一、绪论				理论讲授 多媒体演示	(四)干细胞				理论讲授 多媒体演示
1. 生物学的形成与发展	√				1. 干细胞的概念			√	
2. 生命科学的概念与内容			√		2. 干细胞的分类			√	
3. 生命活动的基本特征			√		3. 干细胞的应用	√			
4. 医学的生物学属性	√				四、生命的延续				理论讲授 多媒体演示
二、生命的物质基础				理论讲授 多媒体演示	(一)生殖的基本类型				
(一)生物小分子					1. 无性生殖	√			
1. 水		√			2. 有性生殖			√	
2. 无机盐		√			(二)个体发育				
3. 糖类		√			1. 胚胎发育	√			
4. 脂类		√			2. 胚后发育		√		
(二)蛋白质					3. 发育异常	√			
1. 蛋白质的组成			√		五、生命的起源与进化				理论讲授 多媒体演示
2. 蛋白质的结构		√			(一)生命的起源				
3. 蛋白质的类型	√				1. 生命起源的基本条件	√			
4. 蛋白质的功能			√		2. 生命起源的主要阶段		√		
5. 酶			√		3. 生物界的进化系统树	√			
(三)核酸					(二)生物进化的历程				
1. 核酸的组成和结构			√		1. 生物进化的证据		√		
2. 核酸的种类			√		2. 生物进化的历程		√		
3. DNA 的结构与功能			√		(三)生物进化的机制				
4. RNA 的结构与功能			√		1. 达尔文的自然选择学说	√			
三、生命的细胞基础				理论讲授 多媒体演示	2. 现代达尔文主义进化学说	√			
(一)细胞的基本特征					3. 中性突变进化学说	√			
1. 细胞的大小		√			4. 其他学说	√			
2. 细胞的形态	√				六、遗传的基本规律				理论讲授 多媒体演示
3. 细胞的类型			√		(一)分离定律				
(二)细胞的结构与功能					1. 遗传学常用术语及符号			√	
1. 细胞膜			√		2. 性状的分离现象			√	
2. 细胞质			√		3. 分离定律的实质			√	
3. 细胞核			√		4. 分离定律的应用条件与细胞学基础			√	
(三)细胞的生命运动过程					(二)自由组合定律				
1. 细胞分裂			√		1. 性状的自由组合现象			√	
2. 细胞增殖周期		√							
3. 细胞的分化、衰老与死亡			√						

教学内容	了解	熟悉	掌握	教学活动参考	教学内容	了解	熟悉	掌握	教学活动参考
2. 自由组合定律的实质		√			2. 种群数量变动及种群调节		√		
3. 自由组合定律的应用条件与细胞学基础			√		（三）群落与环境				理论讲授多媒体演示
（三）连锁与互换定律					1. 群落概念及其基本特征			√	
1. 完全连锁			√		2. 生态系统			√	
2. 不完全连锁		√			（四）人类与环境				
3. 连锁与互换定律的应用条件		√		理论讲授多媒体演示	1. 自然资源的快速衰减		√		
4. 连锁与互换定律的细胞学基础			√		2. 环境污染		√		
5. 互换率	√				3. 人口的快速增长			√	
七、遗传病的常见遗传方式				理论讲授多媒体演示	九、生物技术在医学领域的应用				理论讲授多媒体演示
（一）单基因遗传					（一）生物技术概论				
1. 常染色体显性遗传			√		1. 生物技术的定义		√		
2. 常染色体隐性遗传			√		2. 生物技术的种类及其相互关系	√			
3. X连锁显性遗传			√		3. 生物技术的发展史	√			
4. X连锁隐性遗传			√		（二）基因工程与应用				
5. Y连锁遗传	√				1. 基因工程的概念			√	
（二）多基因遗传					2. 基因工程技术和步骤		√		
1. 多基因遗传概述	√				3. 基因工程在医药领域的应用	√			
2. 多基因遗传病	√				（三）细胞工程与应用				
（三）染色体异常与染色体病					1. 细胞工程的概念			√	
1. 染色体数目异常及所致疾病		√			2. 细胞工程技术		√		
2. 染色体结构异常及所致疾病		√			3. 细胞工程在医药领域的应用		√		
（四）线粒体遗传					（四）克隆技术与应用				
1. 线粒体遗传的特点	√				1. 克隆技术的过程		√		
2. 线粒体遗传病	√				2. 克隆技术的应用	√			
八、生命与环境				理论讲授多媒体演示	（五）转基因技术与应用				
（一）环境分析					1. 转基因技术的过程		√		
1. 环境组成	√				2. 转基因技术的应用	√			
2. 环境因子间的相互关系	√				（六）酶工程与应用				
（二）种群和环境					1. 酶工程	√			
1. 种群概念及其基本属性		√			2. 酶工程在医药领域的应用	√			
					（七）发酵工程与应用				

教学内容	教学要求			教学活动参考	教学内容	教学要求			教学活动参考
	了解	熟悉	掌握			了解	熟悉	掌握	
1. 发酵工程	√			理论讲授 多媒体演示	2. 生物芯片技术的应用	√			理论讲授 多媒体演示
2. 发酵工程在医药领域的应用		√			实训部分				
(八)蛋白质工程与应用					实训1　DNA的提取与鉴定			√	
1. 蛋白质工程	√				实训2　显微镜的使用与临时标本片的制作			√	
2. 蛋白质工程在医药领域的应用		√			实训3　人类非显带染色体核型分析			√	
(九)生物芯片与应用					实训4　有丝分裂的观察			√	
1. 生物芯片	√								

四　学时分配建议（36学时）

序号	教学内容	学时数		
		理论	实训	合计
1	绪论	1		1
2	生命的物质基础	2	2	4
3	生命的细胞基础	4	6	10
4	生命的延续	2		2
5	生命的起源与进化	2		2
6	遗传的基本规律	4		4
7	遗传病的常见遗传方式	6		6
8	生命与环境	2		2
9	生物技术在医学领域的应用	4		4
	机动	1		1
	总计	28	8	36

五　说明

（一）适用对象与参考学时

本教学大纲可供护理、助产、临床医学、药学、医学检验、口腔工艺技术、医学美容、涉外护理等专业使用，总学时为36学时，其中理论教学28学时，实训8学时。

（二）教学要求

本课程对理论教学部分要求有掌握、熟悉、了解三个层次。掌握是指对本学科所学的基本知识、基本理论具有深刻的认识，并能灵活地应用所学知识分析、解释生活现象和临床问题。熟悉是指能够解释、领会概念的基本含义并会应用所学技能。了解是指能够简单理解、记忆所学知识。

（三）教学建议

（1）教学过程中充分运用教具、模型和现代教育技术手段，重视理论联系实际。

（2）教学过程中应淡化理论教学，注重实训技能培养。实训中要充分利用教学资源，采用理论讲授、标本模型演示、分析讨论等教学形式，调动学生学习的积极性和主观能动性。

（3）教学评价应通过课堂提问、布置作业、单元目标测试、实验技能考核、期末考试等多种形式，对学生进行学习能力、实践能力和应用新知识能力的综合考核，以期达到教学目标提出的各项任务。

主要参考文献

陈誉华 . 2013. 医学细胞生物学 . 第 5 版 . 北京：人民卫生出版社

傅松滨 . 2013. 医学生物学 . 第 8 版 . 北京：人民卫生出版社

高江原，张颖珍 . 2011. 医学遗传学基础 . 武汉：华中科技大学出版社

郭桂平 . 2013. 生物化学 . 北京：中国医药科技出版社

胡火珍，梁素华 . 2014. 医学生物学 . 第 8 版 . 北京：科学出版社

姜炳正 . 2011. 医学生物学基础 . 北京：中国科学技术出版社

康晓慧 . 2014. 医学生物学 . 第 2 版 . 北京：人民卫生出版社

黎敬章 . 2014. 医学遗传学基础 . 第 2 版 . 北京：高等教育出版社

李诚涛 . 2014. 医学生物学基础 . 第 2 版 . 北京：高等教育出版社

李弋 . 2012. 医学遗传学 . 第 2 版 . 西安：第四军医大学出版社

刘建福，胡位荣 . 2014. 细胞工程 . 武汉：华中科技大学出版社

宋思扬 . 2014. 生物技术概论 . 第 4 版 . 北京：科学出版社

王洪波，张明亮 . 2014. 细胞生物学和医学遗传学 . 第 5 版 . 北京：人民卫生出版社

王敬红 . 2014. 医学遗传学 . 北京：化学工业出版社

王学民 . 2013. 医学遗传学 . 第 3 版 . 北京：科学出版社

王英南 . 2013. 医学遗传学 . 北京：中国医药科技出版社

吴相钰，陈守良 . 2014. 普通生物学 . 第 4 版 . 北京：高等教育出版社

徐冶 . 2013. 医学细胞生物学 . 北京：人民卫生出版社

杨抚华 . 2011. 医学生物学 . 第 7 版 . 北京：科学出版社

杨玉红，王锋尖 . 2012. 普通生物学 . 武汉：华中科技大学出版社

张明亮，王洪波 . 2014. 细胞生物学和医学遗传学实验及学习指导 . 北京：人民卫生出版社

周灿 . 2016. 细胞生物学和遗传学 . 北京：人民卫生出版社

朱玉贤，李毅 . 2013. 现代分子生物学 . 第 4 版 . 北京：高等教育出版社

祝继英 . 2012. 医学遗传学 . 武汉：华中科技大学出版社

左伋 . 2014. 医学遗传学 . 第 6 版 . 北京：人民卫生出版社

左伋，刘艳平 . 2015. 细胞生物学 . 第 3 版 . 北京：人民卫生出版社

目标检测选择题参考答案

第1章

1. A 2. B 3. B 4. C 5. D

第2章

1. A 2. C 3. E 4. D 5. A 6. E 7. D 8. C

第3章

1. A 2. C 3. C 4. B 5. C 6. D 7. C 8. D 9. B 10. C 11. B

第4章

1. E 2. B 3. D

第5章

1. B 2. E 3. A 4. B 5. C

第6章

1. C 2. E 3. D 4. B 5. B

第7章

1. C 2. B 3. C 4. D 5. D 6. C 7. C 8. C 9. C 10. C 11. A 12. D 13. B 14. B

第8章

1. E 2. C 3. D 4. B 5. A

第9章

1. A 2. D 3. A 4. B 5. D 6. C 7. A 8. B 9. B 10. A 11. B

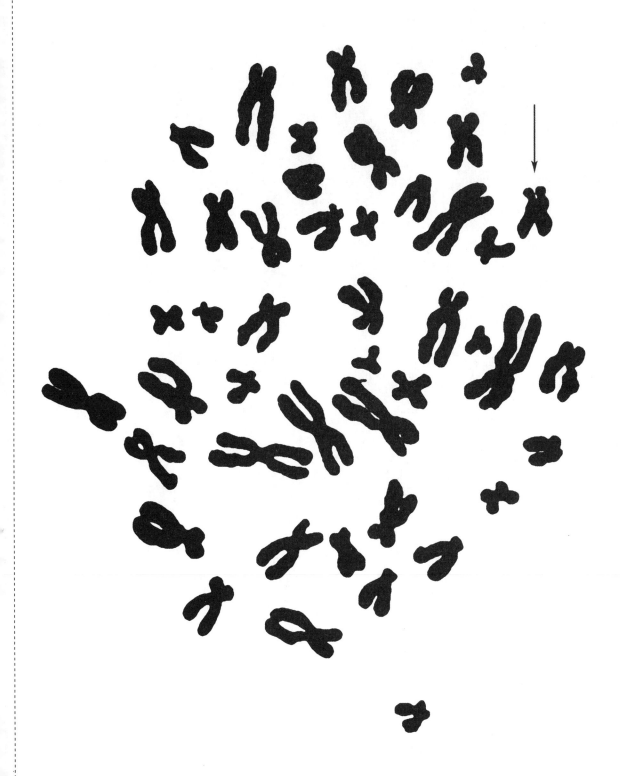

实训图 3-1 人类染色体